몸짱 다이어트

D-21

워크아웃

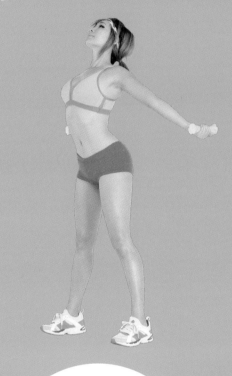

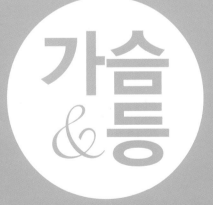

가슴
&
등

KB186075

55

Contents

**몸짱 다이어트
D-21
워크아웃**

초판 1쇄 인쇄 2013년 7월 25일
초판 1쇄 발행 2013년 7월 30일

지은이 정다연
펴낸이 이웅현
펴낸곳 (주)도서출판도도

회장 조대웅
재무이사 최명희
라이프스타일출판 본부장 정지아
기획팀장 한성근

기획책임 이진아
디자인 Design Peacock
사진 Roy Yang, studio 'The Solution'
헤어·메이크업 더 끌림 박정률 원장

출판등록 제 300-2012-212호
주소 서울시 종로구 새문안로 92 오피시아빌딩 1225호
전자우편 dodo7788@hanmail.net
내용문의 02) 739-7656~59(106)
판매문의 02) 739-7656(206)

© 더솔루션 2013

ISBN 979-11-950335-5-3

잘못된 책은 구입하신 곳에서 바꾸어 드립니다.
이 책에 실린 글과 이미지는 저작권법에 의해 보호되고 있으므로
무단 전제와 복제를 일절 금합니다.

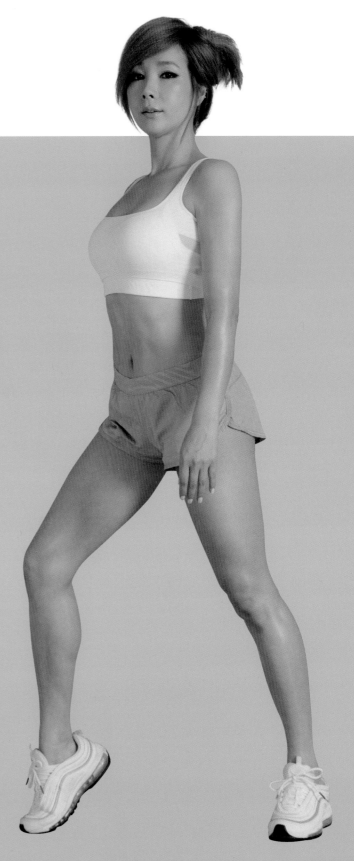

몸짱 아줌마, 세계적인 뷰티트레이너로 진화하다!

《딴지일보》에 〈니들에게 봄날을 돌려주마〉라는 칼럼을 연재하는 것을 계기로 세상에 알려진 그녀는 38살 아줌마, 그것도 한때 펑퍼짐한 몸매를 지녔던 두 아이의 엄마였다고는 도저히 믿을 수 없는 뛰어난 몸매와 미모로 대한민국 전체를 경악시켰다. 그리고 10년. 그녀는 이제 48살이 되었지만 10년 전보다 한층 더 아름다워진 몸매를 유지함으로써 또 한 번 우리를 놀라게 만든다. 그녀는 이제 프로페셔널 뷰티트레이너이다. 그 사이 주로 일본에서 저술, 강연, TV 출연 활동을 해 왔던 그녀는 일본 3대 온라인 쇼핑몰에서 동시에 DVD 베스트셀러 1위, 2007년 일본 아마존 베스트셀러 1위, 2011년 일본 아마존 베스트셀러 1, 2, 3위 동시 석권 등 그야말로 입을 다물 수 없는 놀라운 성과를 거두면서 적어도 일본 내에서는 '한류의 중심은 정다연'이라는 평가를 받았다. 현재 그녀는 JETA를 설립, 울퉁불퉁한 근육이 아니라 아름다운 몸매를 원하는 여성들을 위해 고민한 '피규어로빅스'를 전파하고 전문 뷰티트레이너를 양성하는 데 진력하고 있다.

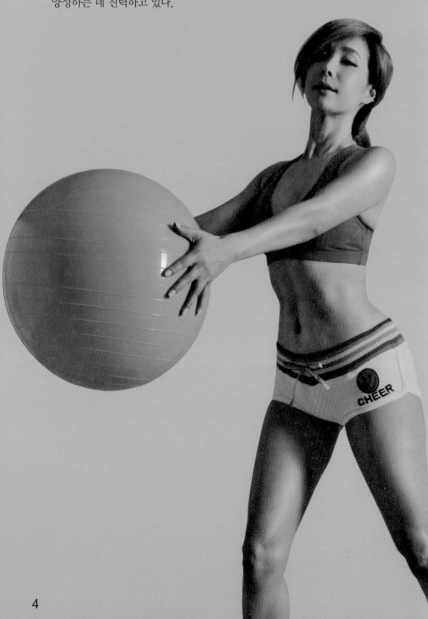

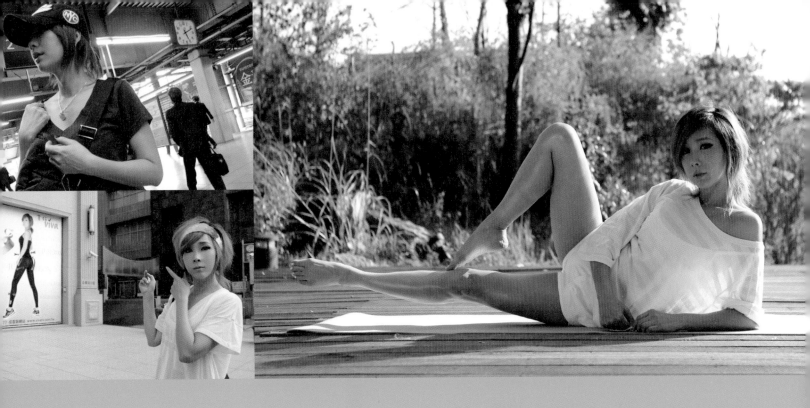

Jungdayeon's Life & Work

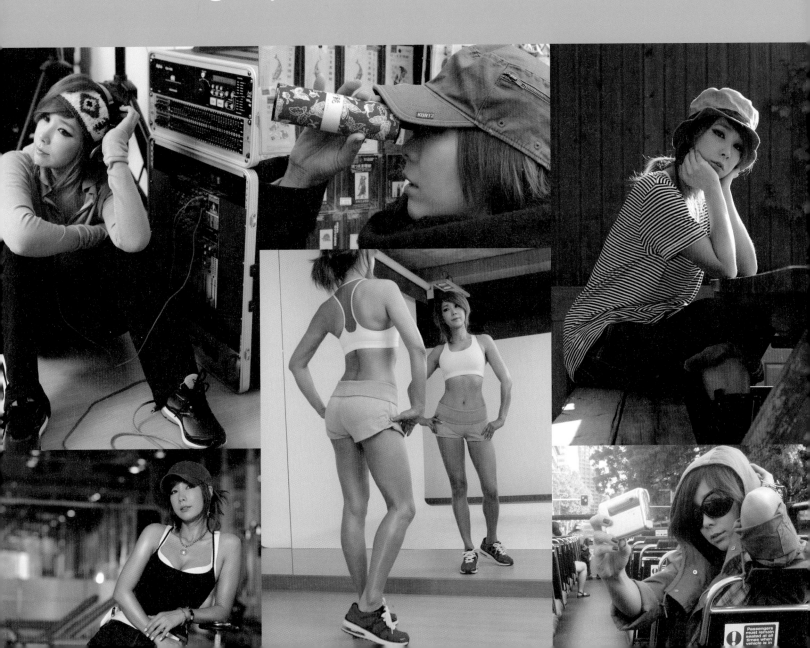

다이어트에
기적은 없지만
효과적인
방법은 있다

저로 인해 몸짱이란 신조어가 탄생 된 지도 벌써 10년이 지났습니다. 몸짱이라는 말이 신조어이긴 하지만 지금은 날씬하고 아름다운, 그러면서도 건강한 몸매를 일컫는 상징적인 단어가 되었지요. 몸짱이라는 말이 없었을 때 몸매가 좋은 사람을 지칭할 때는 서술형으로 풀어서 얘기할 수밖에 없었어요. '몸매가 좋은 사람' 또는 '몸매가 잘 빠진 사람'같이 말이에요. 하지만 몸짱이라는 두 글자에는 이런 의미 이외에도 또 다른 의미도 내포되어 있어요. 후천적인 노력 즉, 운동을 통해서 멋진 몸매가 된 의미 말이에요.

최근 지인으로부터 우리나라의 다이어트 문화는 몸짱 아줌마 이전과 이후로 나뉜다는 말을 들었습니다. 제가 이름을 알리고나서부터 우리나라에 몸짱 신드롬이 불었습니다. 그리고 많은 여성들이 근육운동을 시작하게 되었지요. 그리고 트레이너도 유명인이 될 수 있다는 사례가 만들어지면서 수많은 트레이너들이 방송매체에 등장하기 시작했습니다.

저의 인생도 몸짱 아줌마 이전과 이후로 나뉩니다. 가장 큰 변화는 몸짱 아줌마로 알려지기 이전에는 저와 가족만을 위해 살았지만, 유명세를 타고부터는 다른 사람의 몸매와 다이어트를 위해 사는 트레이너로서의 인생을 살고 있습니다. 제 나이 48살, 저는 여전히 두 아이의 엄마이자 한 남자의 아내이며 시어머니를 모시고 사는 며느리입니다. 한 때는 지극히 평범함 아줌마였지만. 지금의 저를 아줌마로 부르는 사람은 없습니다. 6명의 가족을 위해 밥을 짓고 빨래를 하는 주부로서의 저는 변한 게 없는데도 말이에요. 지금 생각해보면 10년 전 38살이던 제가 아줌마로 불린 사실이 오히려 신기하게 느껴질 때가 있지요.

제가 다이어트 성공의 상징적인 인물이 될 수 있었던 가장 큰 이유는 바로 평범한 주부이기 때문이 아닌가 생각합니다. 저는 운동을 서른 네살 때 처음 시작했습니다. 그 이전에는 학창시절에 체육수업과 체력장 연습을 한 것 빼곤 전혀 운동을 해 본 경험이 없습니다. 운동에 관해서도 모르는 것 투성이었습니다. 제가 처음 운동을 할 때에는 퍼스널 트레이너라는 직업도 없었을 때입니다. 그리고 제가 다니던 체육관은 경기도 남양주의 작은 곳이었기에 트레이너도 없었지요. 운동이라고 해야 그저 런닝머신 위에서 걷거나 실내 자전거를 타는 정도였으니까요.

그리고 우연히 그곳에서 사귀게 된 트레이너 친구로부터 본격적인 운동을 배우기 시작하였습니다. 그때부터 운동으로 몸이 변화되는 경이로운 경험을 하게 되었습니다. 이전까지 저는 제 스스로 운동능력이 전무한 사람이라고 생각했습니다. 하지만 운동을 하면서 제가 운동에 뛰어난 재능을 가졌다는 사실을 깨닫게 되었어요. 재능이라고는 아무 것도 없는 줄 알았는데 운동능력이 있다는 것을 늦게나마 알게 되니 인간은 누구나 한 가지 재능을 갖고 있다는 말을 절감하게 되었어요.

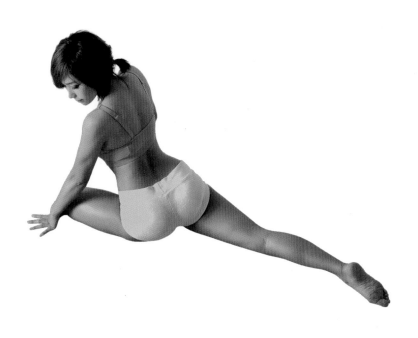

딸이 이번에 고등학생이 되었어요. 그리고 운이 좋았는지 부회장으로 뽑혔습니다. 공부를 그다지 잘하지도 모범이 되는 품성을 가진 것도 아닌데 부회장이 되고나니 기분은 좋으면서 한편으로는 부담스럽기도 했나 봅니다. 요즘은 학교에서 돌아오면 밤늦게까지 스스로 공부를 합니다. 그래서 안하던 공부를 왜 이렇게 열심히 하냐고 물으니 부회장이 공부 못한다는 소리를 듣기 싫어서라고 대답하더군요. 그러면서 공부를 열심히 하다 보니 공부가 점점 재미있어진다고도 합니다.

저의 경우도 비슷한 것 같습니다. 몸짱 아줌마라는 닉네임을 얻고 다이어트의 상징적인 인물로 주목받으면서 저절로 사명감이 생기는 걸 느낍니다. 그래서 더 열심히 다이어트와 관련한 공부를 하고, 효과적인 다이어트의 방법을 연구하는 일에 점점 더 재미를 느낍니다.

제 사연이 알려지면서 일본, 중국, 대만 등지에서 저를 직접 만나고 싶어 하며, 저의 몸짱 비결을 배우고 싶어 하는 사람들의 요청이 끊이질 않고 있습니다. 여러 나라를 방문하여 저의 운동 방법에 대해 강의를 하고, 파주에 있는 저의 짐(gym)을 찾아오는 여성들에게 운동을 가르치면서 저와 같이 날씬해지고 아름답게 변해가는 그들의 모습을 보면서 트레이너로서의 무한한 보람과 긍지를 느낍니다. 그 사이 일본에서 펴낸 몇 권의 책이 베스트셀러가 되면서 날씬해지고 아름다워지고 싶은 여성의 마음은 공간과 시간을 초월한다는 사실도 새삼 느낍니다.

이 책은 책을 통해 가장 효과적으로 운동을 지도할 수 있도록 구성한 첫 시도입니다. 운동을 지도하는데 가장 좋은 방법은 직접 만나서 지도하는 것이지만, 수많은 사람들을 일일이 직접 만나는 것은 사실상 불가능합니다. 대신 이 책을 통해 직접 만나서 지도하는 것과 같은 효과를 낼 수 있도록 구성을 시도해 보았습니다.

이 책은 총 4권의 시리즈로 출간될 예정입니다. 첫 번째로 선보이는 복부 운동법에 이어 힙과 다리, 어깨와 팔, 마지막으로 가슴과 등을 위한 엄선한 운동만을 수록하여 여성들이 가장 고민하는 부위별 비만을 효과적으로 해결하고 더불어 아름다운 근육을 만들 수 있는 저만의 노하우를 소개합니다. 운동법 이외에도 제가 직접 실천하여 효과 본 식이요법과 생활 속에서 주의해야 할 점 등도 담겨 있습니다.

다이어트에 기적 같은 왕도는 없지만 가장 효과적인 방법은 있습니다. 이 책은 그 방법을 효과적으로 제시하므로써 여러분의 스트레스를 해결해 줄 수 있을 것으로 확신합니다. 또한 다이어트는 정기적으로 반복하는 이벤트가 아니라 생활의 일부분이라는 점을 인식하고 포기하지 않고 지속할 수 있는 자신만의 다이어트 방법을 찾아서 꾸준히 실천한다면 힘들이지 않고 아름다운 몸매를 갖게 될 것입니다. 무엇보다도 다이어트에 몇 번 실패하고 이제 더 이상 다이어트는 하지 않겠다고 마음 먹은 여성이야말로 이 책에 소개된 운동법을 지금 당장 따라해볼 것을 권합니다.

2013년 7월 정다연

책 사용설명서

이 책에는 뷰티 트레이닝을 구성하는 6개의 서킷과 그 서킷을 구성하는 총 33개의 운동동작에 대한 해설이 실려 있습니다.
각 운동 동작은 자신의 운동능력과 가능한 시간에 맞춰 순서대로 따라 해도 좋고, 특정한 목표에 따라 임의로 재구성해도 아무런
문제가 없습니다. 자신만의 프로그램을 짜기가 어렵다면 p.12~61에 실린 프로그램대로 시행해도 좋습니다.
각 동작에 대해서는 아래의 그림과 같이 상세하면서도 한눈에 알아볼 수 있도록 설명되어 있습니다.
그밖에 몸짱 정다연씨의 다이어트 방법과 요리법, 잘못 알려진 상식을 바로잡는 올바른 지식, 다이어트 관리를 위한 그녀만의
독특한 다이어리가 직접 그린 일러스트와 함께 실려 있습니다.

이 책의 구성

가슴 & 등 뷰티트레이닝
이 책에는 총 33개의 뷰티트레이닝 동작이 실려
있으며, 이 동작들은 작용부위, 기본 운동과
복합운동, 유산소 운동의 비중에 따라 6개의
서킷으로 분류되어 있습니다. 또 시원시원한 사진과
일목요연한 배치, 간단하면서도 정확한 설명을 통해
독자들이 쉽게 정확한 동작을 따라 할 수 있습니다.

가슴 & 등라인 살려주는 몸짱비법
정다연식 몸짱 다이어트의 메인 노하우! 정다연만의
푸드다이어리와 푸드카드. 요리와 식품에 대한
그녀만의 메모를 그녀 스타일의 일러스트로
아기자기하게 꾸민 다이어트노하우 식품노트를
샅샅이 공개합니다.

가슴라인 운동 10
여성의 가슴은 크기보다도 중요한 것이 동그랗고
탄력있는 자신의 체형과 맞는 적절한 라인입니다.
건강하고 아름다운 가슴라인을 살려주는 정다연식
가슴운동비법을 한데 모았습니다.

등라인 운동 10
등 라인을 살려주는 10개의 주요 동작들을 한데
모아 드레스를 입어도 셔츠를 입어도 매끈하고
균형잡힌 등 라인을 살리는 노하우를 공개합니다.

속설 vs 과학
잘못된 상식으로 인해 다이어트에 실패하는
사례들이 너무나 많습니다. 여기서는 특히 가슴과
등과 관련된 최신 과학지식을 바탕으로 잘못된
상식을 바로잡아 줍니다.

목표 중심 3주 점프업 플랜
단기간에 획기적인 변화를 일으키는 고강도
운동플랜. 운동을 통해 확연히 구분되는 Before&
After를 원한다면 꼭 도전해 보시기 바랍니다.

이 책의 특징

6개의 서킷과 33개의 운동동작에 대한 일목요연한 설명
총 21일간 자신의 운동 능력에 맞춰 6가지 서킷을 조합하여 손쉽게 나만의 맞춤 프로그램을
짤 수 있습니다. 가슴 라인 운동, 등 라인 운동은 물론, 집중 트레이닝 프로그램인 '3주 점프업
플랜'을 제시해 자신에 맞는 운동 프로그램을 쉽게 직접 만들 수 있도록 했습니다.

한눈에 정확한 동작을 이해할 수 있도록 다양한 각도에서 본 운동 동작과 설명을 담았어요
다양한 각도의 동작 사진, 전문 용어가 아닌 이해하기 쉽게 풀어 쓴 설명, 포인트가 되는
OK 동작, 특히 주의해야 할 NG 동작 등 기존 운동 서적보다 훨씬 보기 쉽고 따라 하기 쉬워
제대로 된 하체운동을 하는데 큰 도움을 줍니다.

근력운동과 유산소운동의 이상적인 조합
기존의 운동법처럼 한 번 하고 쉬는 방식이 아닌 서킷 방식의 연속 동작을 제시함으로써
무산소운동과 유산소운동 두 가지 효과를 동시에 얻을 수 있도록 구성했습니다.

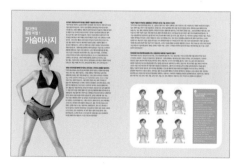

가슴 & 등 살려주는 마사지 비법
그녀의 스타일리쉬한 일러스트를
통해 따라하기 쉬운 마사지법을
소개합니다. 아름다운 여성의 몸매에
가장 핵심이라고 할 수 있는 가슴과
등 라인을 살려주는 상체살리기
비법이 담겨져 있습니다.

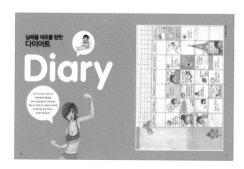

자기 관리를 위한 다이어트 다이어리
몸짱 정다연이 직접 디자인하고
일러스트를 그린 다이어트
다이어리가 담겨 있어요. 빈칸에
자신의 다이어트 일기를 기록해
보세요. 좋은 생활습관을 기르는 데
큰 도움이 됩니다.

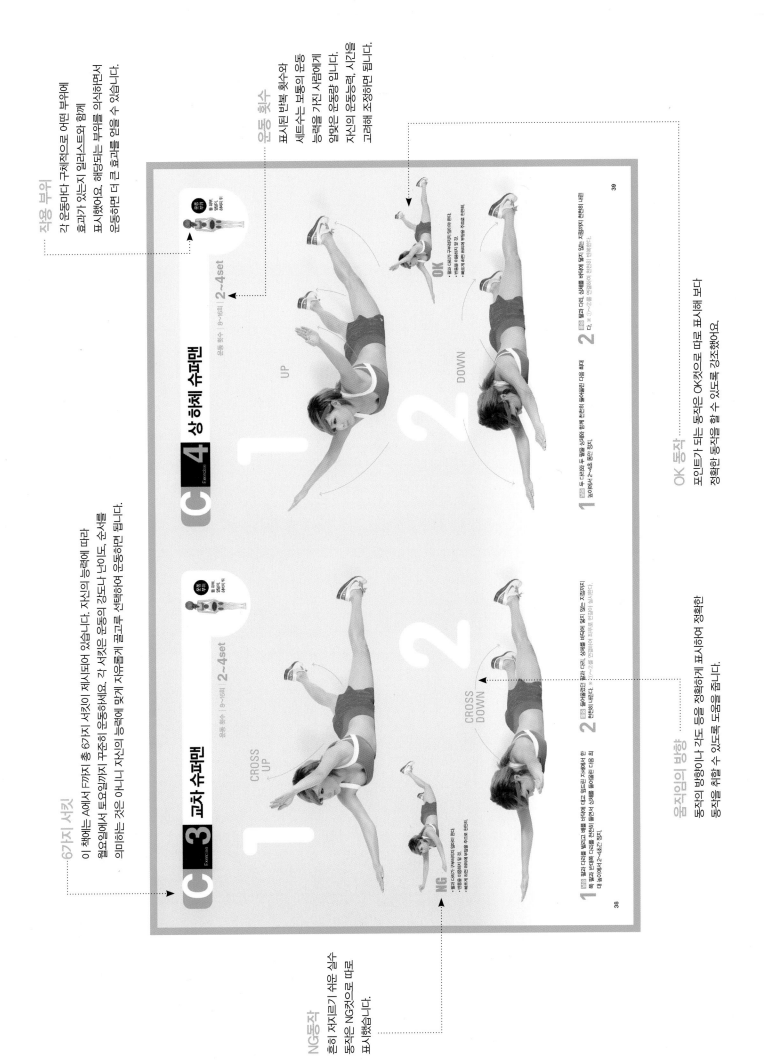

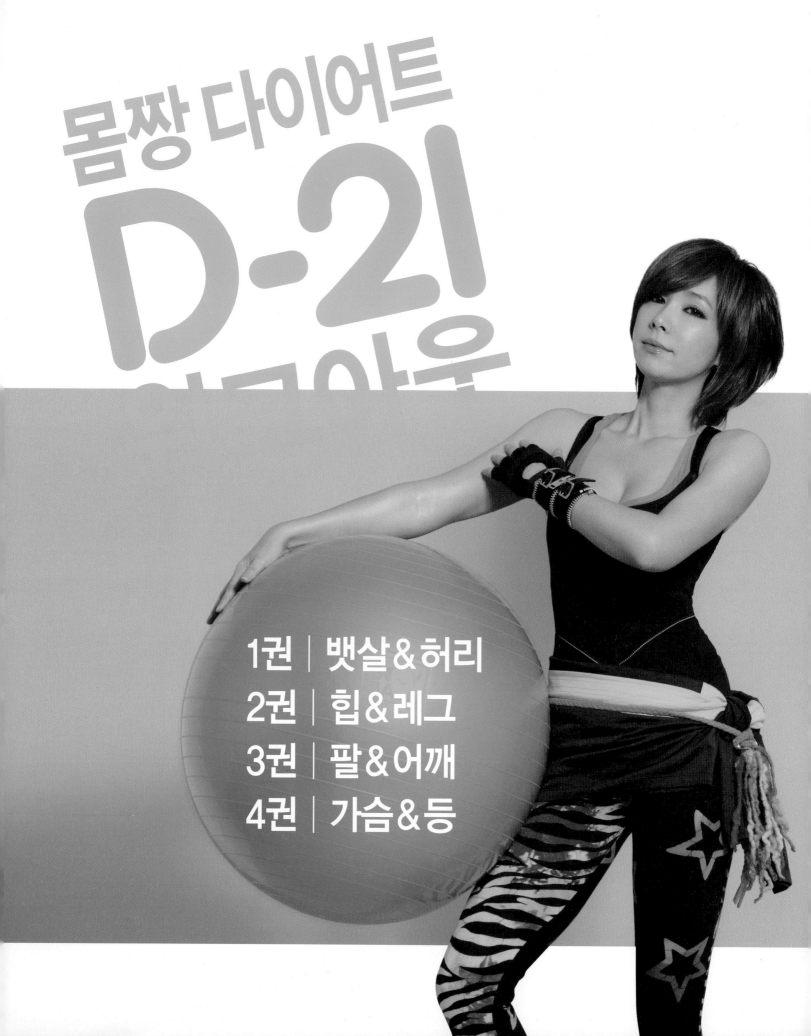

일본, 중국, 대만을 놀라게 만든 몸짱 정다연의 뷰티 트레이닝 국내 최초 공개!

몸짱 다이어트
D-21

1권 │ 뱃살＆허리
2권 │ 힙＆레그
3권 │ 팔＆어깨
4권 │ 가슴＆등

가슴&등 뷰티 트레이닝

여성들이 가장 하고 싶은 성형이 가슴성형이라고 하는 이유는
무엇일까? 나이가 들어감에따라 가장 자신감을 잃기 쉬운 가슴과
등라인은 아름다운 몸매의 필수 부분! 매일 꾸준히하는
운동 습관이 아름다운 몸매를 만들어 준다.

아름다운
가슴과
등 라인을 위한
30분 투자!

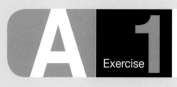

NG
- 어깨가 들리면 목 주변 근육에 긴장을 주게 되므로 주의.
- 당겨지는 팔이 구부러지지 않도록 한다.
- 반동을 이용하지 않는다.

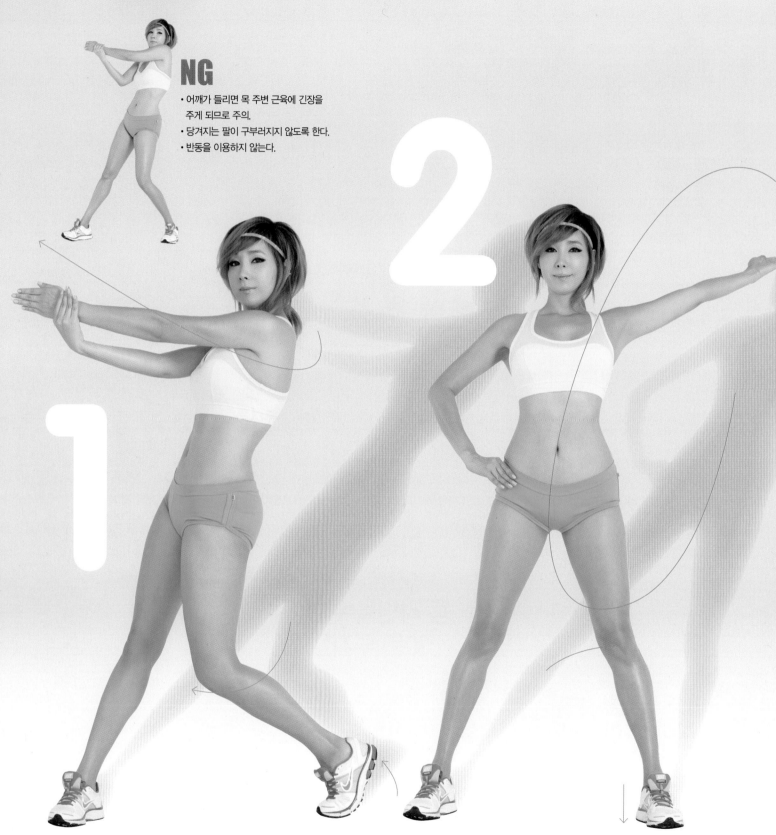

1 들숨 두 다리를 어깨넓이보다 넓게 벌리고 몸통을 측면으로 틀면서 상체를 뒤로 한껏 젖히고 한 손으로 반대쪽 팔을 당겨 등 근육을 늘려준다. 무릎을 접은 다리의 엉덩이를 수축시킨다.

2 날숨 당겼던 팔을 등 뒤로 크게 회전시키면서 몸통을 정면으로 원위치한다.

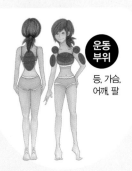

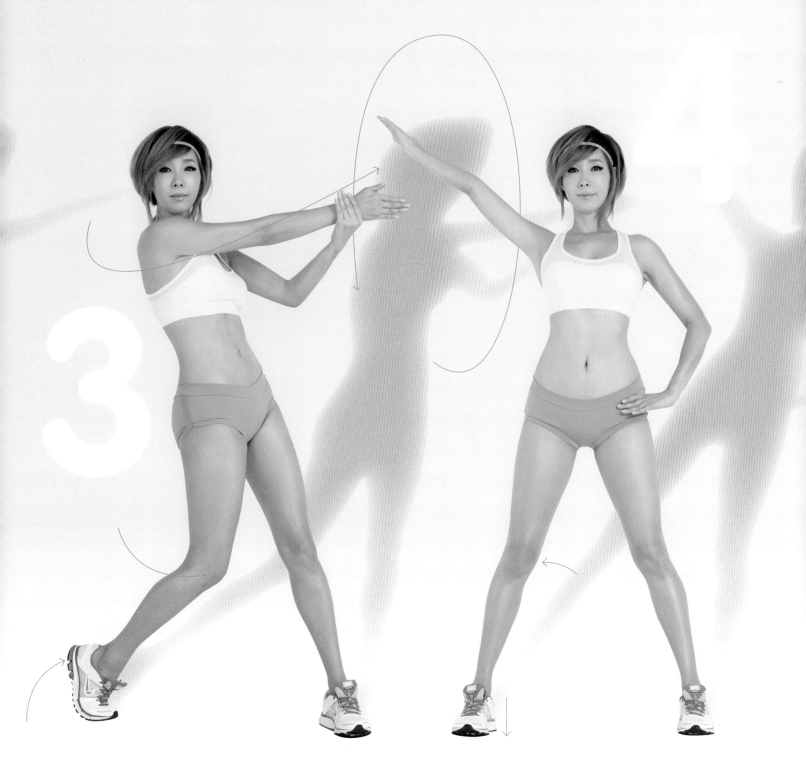

3 들숨 ①의 동작을 반대 방향으로 실시한다.

4 날숨 ②의 동작을 반대 방향으로 실시한다.
※ ①~④를 연결하여 실시하거나, ①~②, ③~④로 나누어 같은 횟수만큼 실시한다.

손 모아 가슴 조이기

운동 횟수 | 8~16회 | **4~8set**

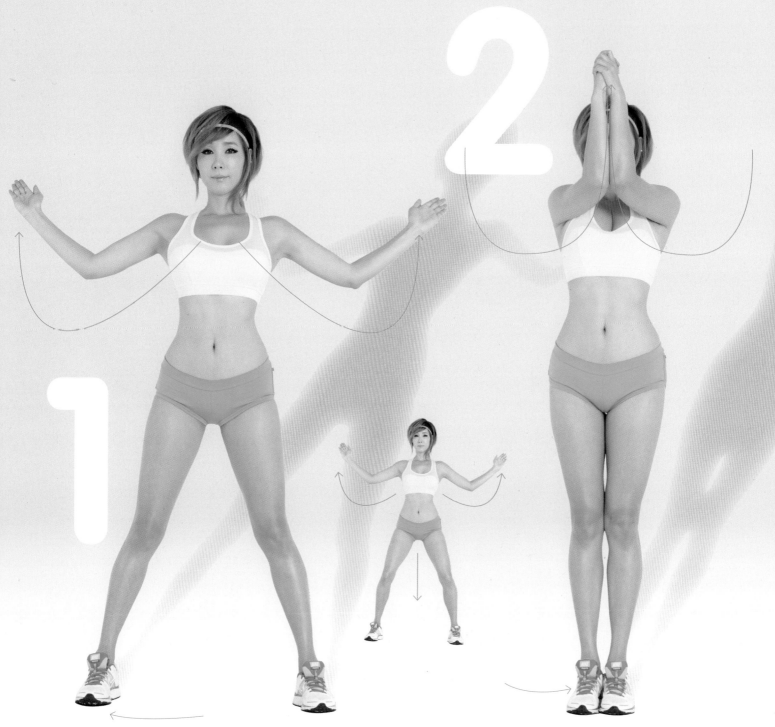

1 들숨 무릎과 발끝이 정면을 향하도록 다리를 넓게 벌리고 무릎을 가볍게 구부리면서 자세를 낮춘다. 두 팔을 W 모양으로 벌리고 손바닥은 정면을 향하도록 한 상태에서 가슴을 앞으로 내밀어 가슴 근육을 늘려준다.

2 날숨 다리를 모으면서 몸을 세우고, 두 팔도 가슴 앞으로 모아 양 손과 양 팔꿈치가 맞닿은 상태에서 위로 밀어올려 가슴근육을 수축시킨다. ※ ①~②를 연결하여 좌우로 번갈아 이동하면서 박 자에 맞춰 실시한다.

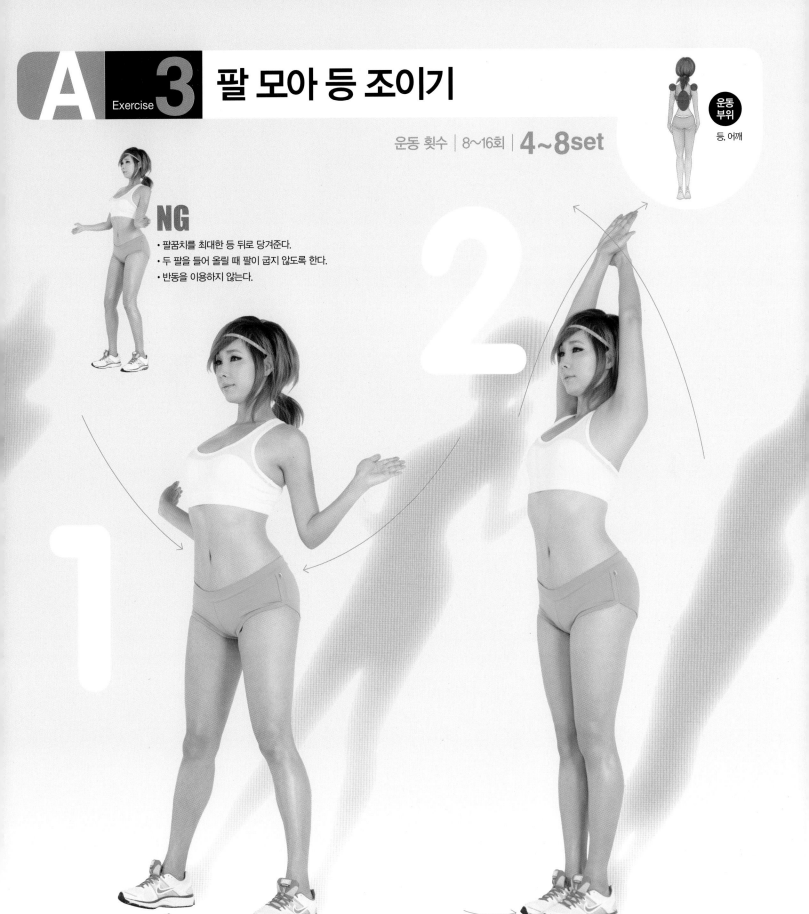

A Exercise 3 팔 모아 등 조이기

운동 부위
등, 어깨

운동 횟수 | 8~16회 | **4~8set**

NG
• 팔꿈치를 최대한 등 뒤로 당겨준다.
• 두 팔을 들어 올릴 때 팔이 굽지 않도록 한다.
• 반동을 이용하지 않는다.

1 들숨 두 팔을 등 뒤로 당기고 가슴을 앞으로 내밀어 근육을 수축시킨다. 이때 손바닥은 정면을 향한다.

2 날숨 다리를 모으고 두 팔은 손바닥이 교차하도록 정수리 위로 쭉 뻗어 측면과 등 근육을 자극한다.

※ ①~②를 연결하여 좌우로 번갈아 이동하면서 마음속으로 박자를 맞춰 실시한다.

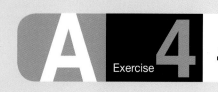

스텝 & 등 가슴 조이기

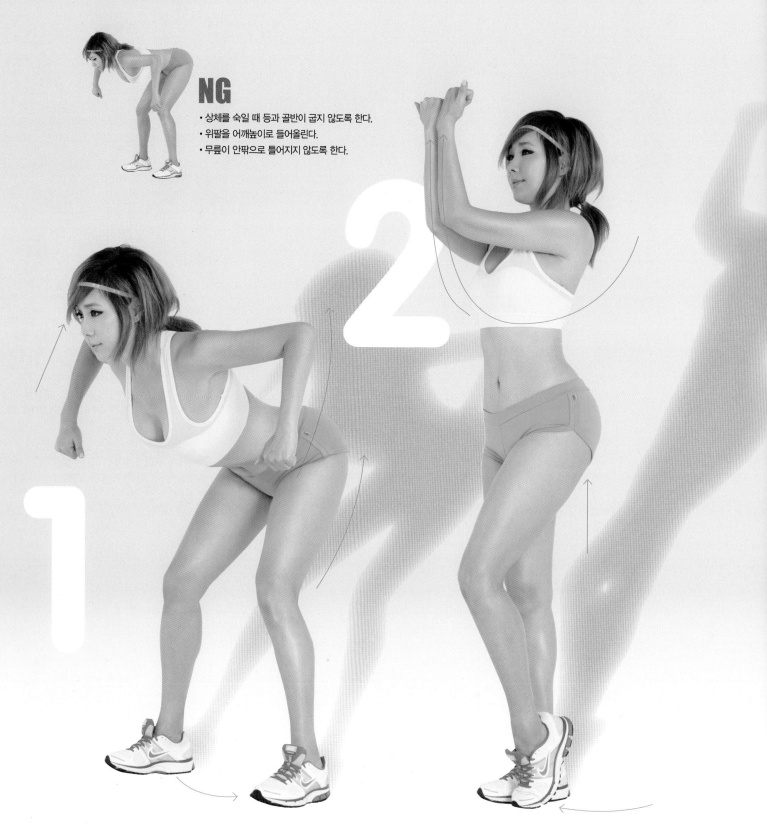

NG
- 상체를 숙일 때 등과 골반이 굽지 않도록 한다.
- 위팔을 어깨높이로 들어올린다.
- 무릎이 안팎으로 틀어지지 않도록 한다.

1 【들숨】 무릎을 구부리고 바닥과 수평을 이루도록 상체를 숙인다. 두 팔을 직각으로 구부린 상태에서 팔꿈치를 최대한 위로 들어올린다. 이때 무릎과 발끝, 시선은 정면을 향하고, 엄지손가락은 몸통 쪽을 향한다.

2 【날숨】 한쪽 다리로 균형을 잡은 상태에서 반대쪽 다리를 가볍게 까치발로 끌어당기면서 몸을 세우고, 두 팔은 가슴 쪽으로 모았다가 살짝 들어 올려 가슴 근육을 수축시킨다.

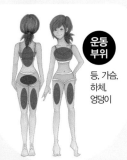

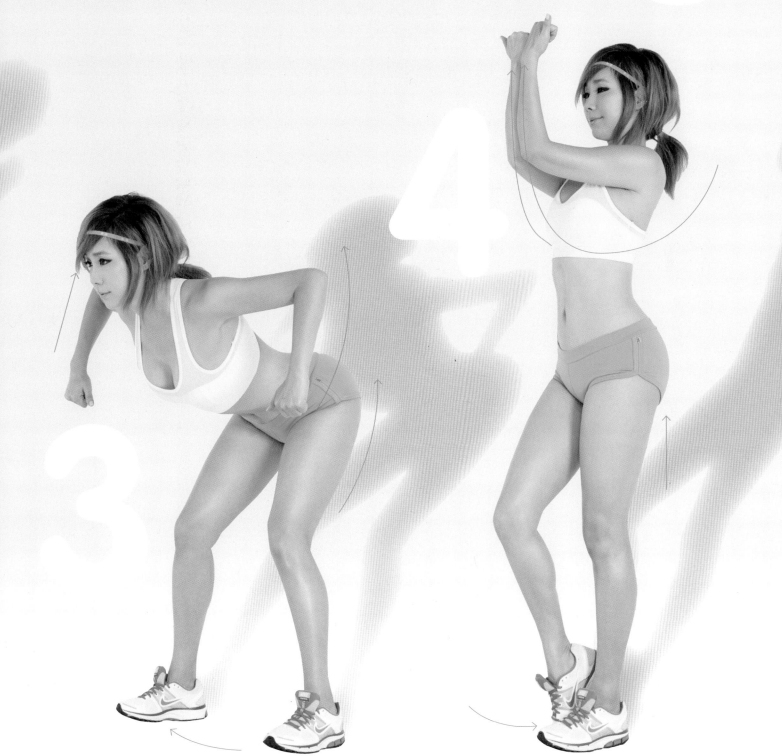

3 들숨 ①과 동일한 동작을 반대쪽으로 이동하며 실시한다.

4 날숨 벌렸던 다리를 당기면서 ②의 동작을 실시한다.
※ ①~④를 연결하여 좌우로 번갈아 이동해 가면서 박자를 맞춰 정한 횟수만큼 실시한다.

A Exercise 5 등 조이고 옆구리 늘리기

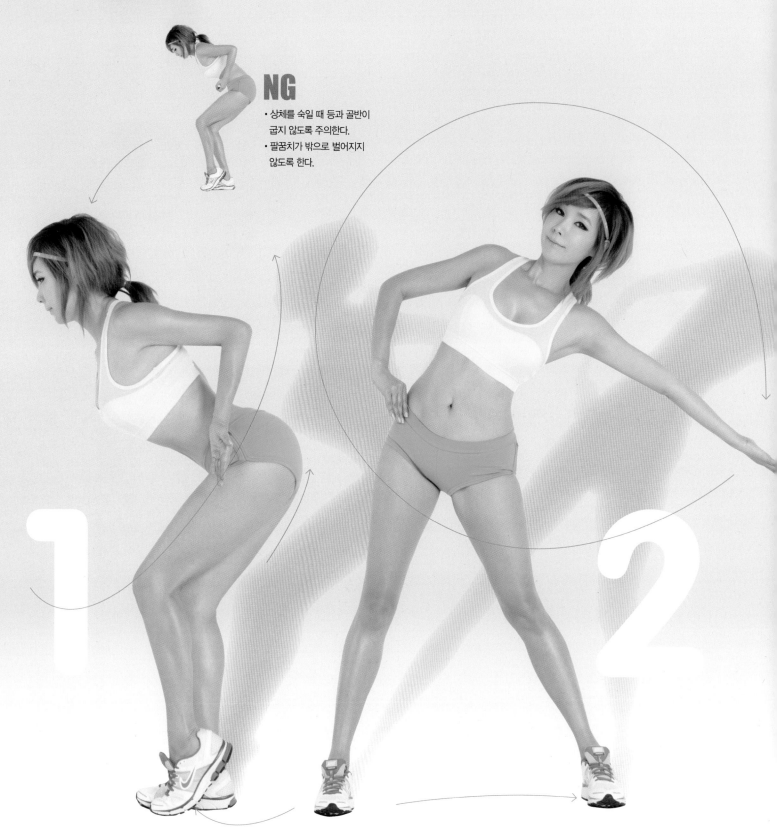

NG
- 상체를 숙일 때 등과 골반이 굽지 않도록 주의한다.
- 팔꿈치가 밖으로 벌어지지 않도록 한다.

1 **들숨** 무릎을 구부리고 옆으로 선 상태에서 한쪽 다리에 체중을 싣고 반대쪽 다리는 까치발로 가볍게 축이 되는 다리에 붙인다. 곧게 편 상체를 가볍게 숙이고 직각으로 구부린 두 팔을 팔꿈치가 위를 향하도록 당겨 올려 등 근육을 수축시킨다.

2 **날숨** 몸통을 정면으로 회전시키면서 상체를 세우고 다리를 벌리는 것과 동시에 회전 방향으로 팔을 쭉 뻗으면서 상체를 기울여 준다.

18

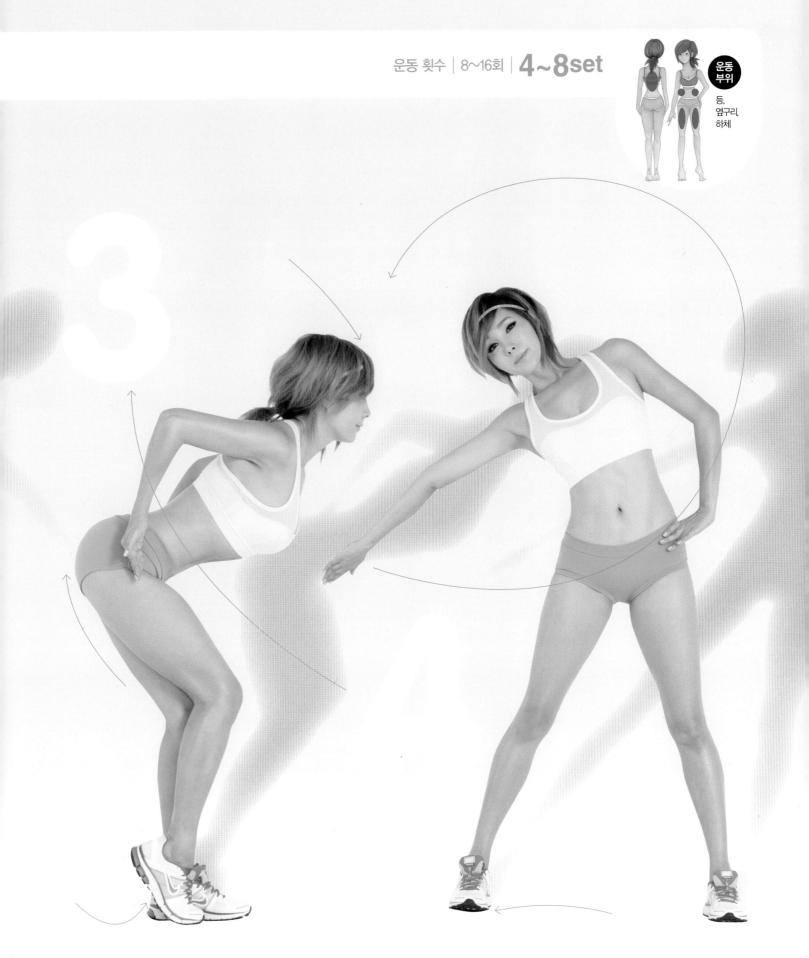

3 들숨 ①의 동작을 반대 방향으로 실시한다.

4 날숨 ②의 동작을 반대 방향으로 실시한다.
※ ①~④를 연결하여 실시하거나, ①~②와 ③~④를 나누어 같은 횟수만큼 실시한다. 마음속으로 박자를 헤며 실시하면 훨씬 수월하다.

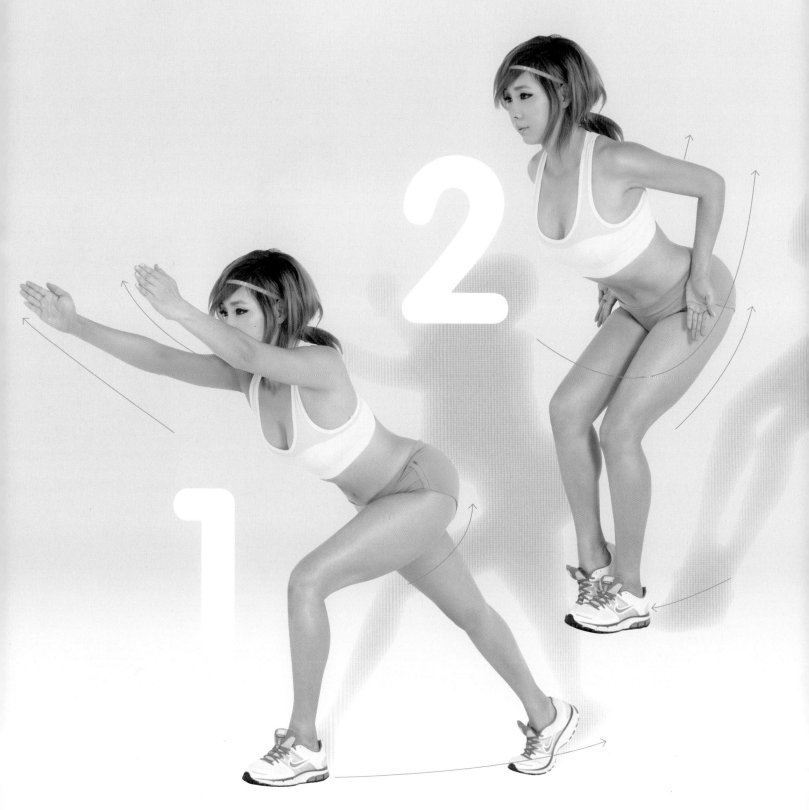

1 들숨 한쪽 다리를 직각으로 구부려 체중을 실은 상태에서 반대쪽 다리를 최대한 뒤로 뻗고 몸 전체가 일직선이 되도록 팔과 상체를 앞으로 기울이며 쭉 내밀어 등 근육을 최대한 늘려준다.

2 날숨 뒤로 뻗었던 다리를 당겨 까치발로 앞 다리에 가볍게 붙이고 두 팔을 직각으로 구부리면서 등 뒤로 당겨 등 근육을 수축시킨다.

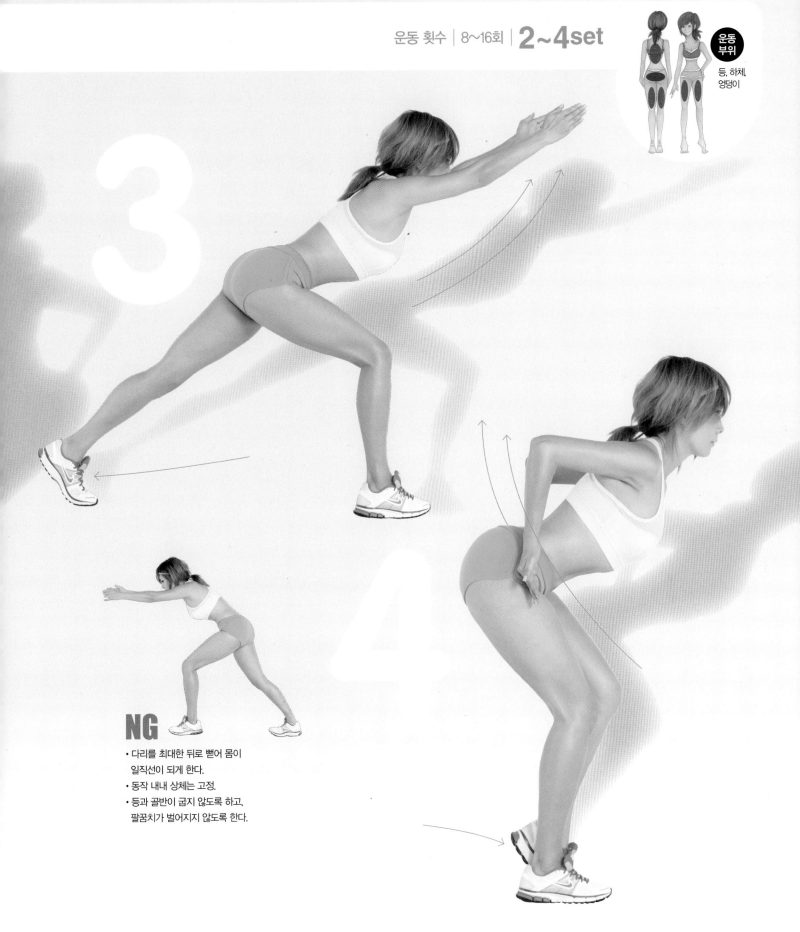

3

NG

- 다리를 최대한 뒤로 뻗어 몸이
  일직선이 되게 한다.
- 동작 내내 상체는 고정.
- 등과 골반이 굽지 않도록 하고,
  팔꿈치가 벌어지지 않도록 한다.

3 들숨 ①의 동작을 다리를 바꿔 실시한다.

4 날숨 ②의 동작으로 돌아온다.
※ ①~②를 연결하여 실시한 후 다리를 바꿔 ③~④를 같은 횟
수만큼 실시한다.

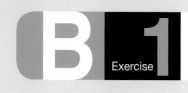

B 1 다리 뻗어 상체 틀기
Exercise 1

운동 횟수 | 8~16회 | **2~4set**

운동
부위

등, 가슴

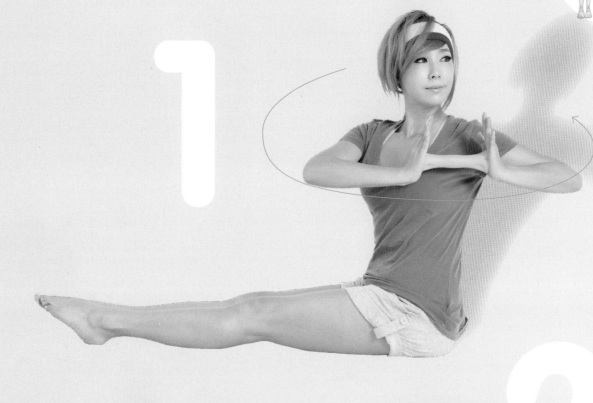

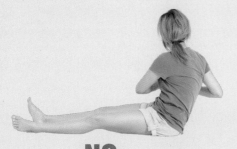

NG

- 덤벨은 손바닥으로 지긋이 눌러 고정.
- 팔이 아래로 처지면 NG.
- 동작 내내 골반과 하체는 고정.
- 반동 이용하지 말 것.

1 **들숨** 손바닥으로 덤벨을 고정시킨 상태에서 두 다리를 가지런히 뻗고 허벅지 안쪽에 힘을 준다. 팔과 상체를 최대한 뒤로 틀어 등과 가슴 근육을 자극한다.

2 **날숨** 팔과 상체를 반대쪽으로 튼다.
※ ①~②를 연결하여 실시한다.

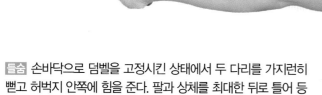

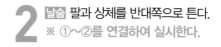

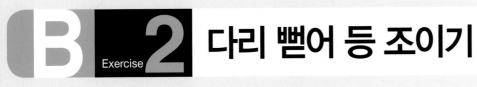

B Exercise 2 다리 뻗어 등 조이기

운동 횟수 | 8~16회 | **2~4set**

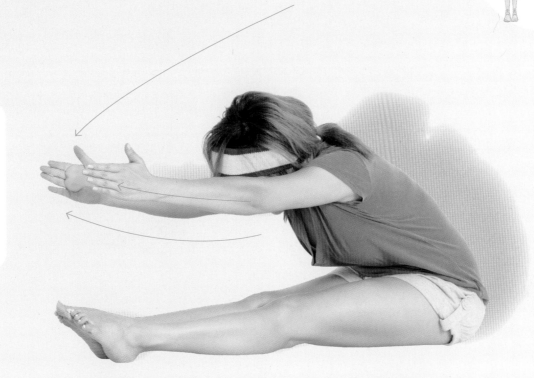

NG
- 동작 내내 무릎, 발끝, 허리는 곧게 유지.
- 팔이 처지면 등 근육이 충분히 수축되지 않으므로 NG.
- 반동을 이용하지 말 것.

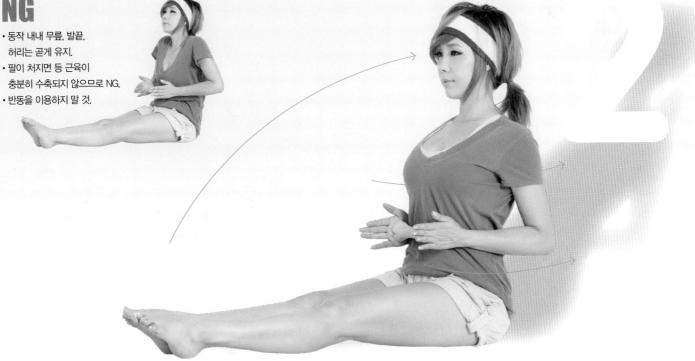

1 들숨 두 다리를 가지런히 모아 쭉 뻗고 덤벨을 고정한 두 팔을 앞으로 쭉 뻗으면서 상체를 최대한 숙인다. 발끝은 정면을 향하도록 한다.

2 날숨 상체를 세우면서 팔을 등 뒤로 잡아당긴다. 이때 가슴을 앞으로 내밀어 등 근육을 최대한 수축시킨다.

※ ①~②를 연결하여 천천히 상체를 숙이고 세우기를 반복해 등 근육과 허벅지 뒤쪽 근육을 자극해 준다.

B Exercise 3 다리 접어 상체 틀기

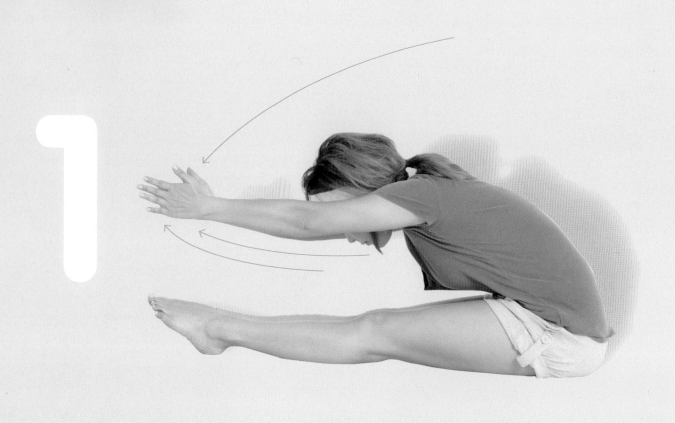

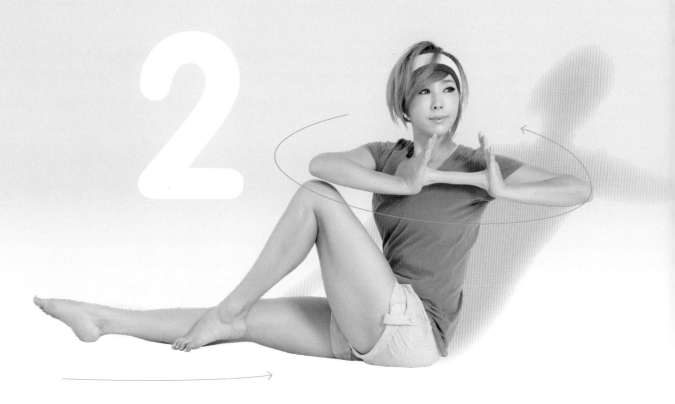

1 들숨 두 다리를 가지런히 뻗고 덤벨을 고정한 두 팔을 앞으로 쭉 뻗으면서 상체를 최대한 숙인다.

2 날숨 까치발로 한쪽 다리의 무릎을 세움과 동시에 팔과 상체를 뒤로 틀어준다. 이때 팔꿈치를 최대한 뒤로 회전시켜 등 근육을 강하게 수축시킨다.

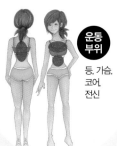

3

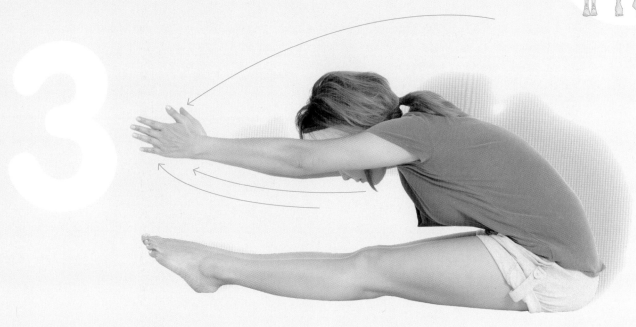

NG

- 동작 내내 등이 굽거나 다리가 틀어지지 않도록 할 것.
- 팔꿈치가 처지면 NG.

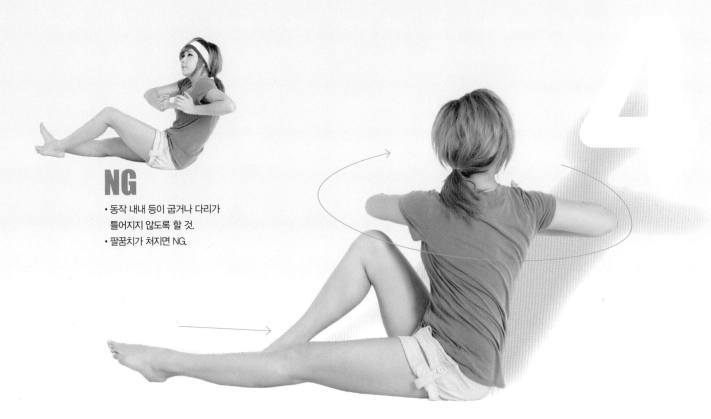

3 **들숨** ①과 같은 동작.

4 **날숨** ②의 동작을 반대 방향으로 실시한다.
※ ①〜④를 연결하여 실시한다.

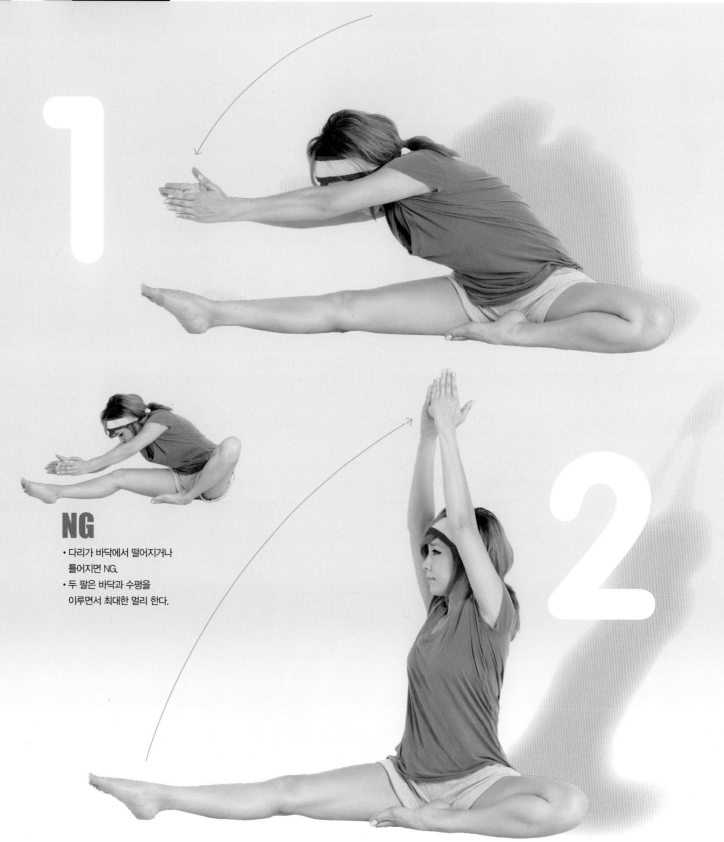

NG

- 다리가 바닥에서 떨어지거나 틀어지면 NG.
- 두 팔은 바닥과 수평을 이루면서 최대한 멀리 한다.

1 들숨 한쪽 다리는 완전히 접고 한쪽 다리는 곧게 펴 최대한 벌리고 앉은 상태에서 곧게 편 다리 쪽을 향해 팔을 쭉 뻗으면서 상체를 최대한 숙인다.

2 날숨 상체를 세우면서 두 팔을 정수리 위로 곧게 뻗어 올린다.

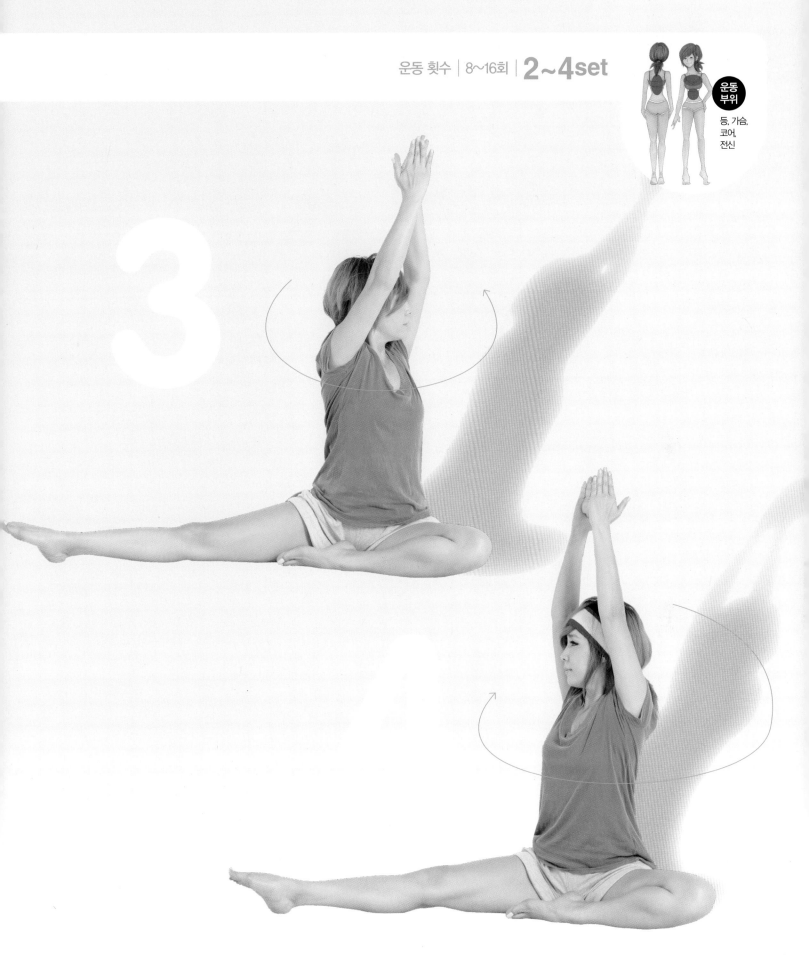

3 **들숨** ②의 자세에서 상체를 180도 회전시킨다.

4 **날숨** ②의 자세로 돌아간다.
※ ①~④를 연결하여 실시한 후 다리를 바꿔 반대 방향으로 같
은 횟수만큼 반복한다.

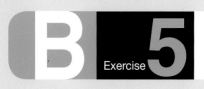

한 쪽 다리 뻗어 등 조이기

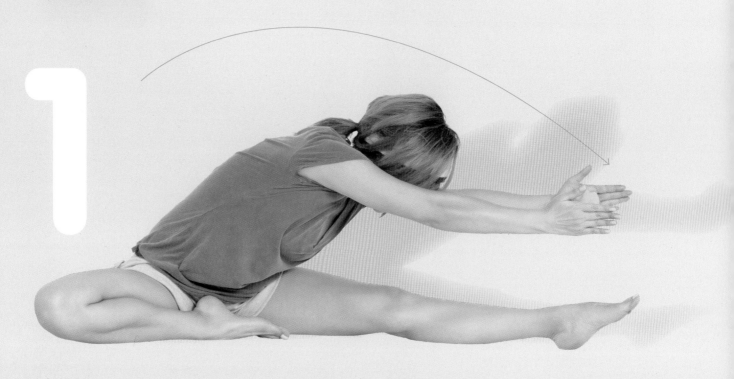

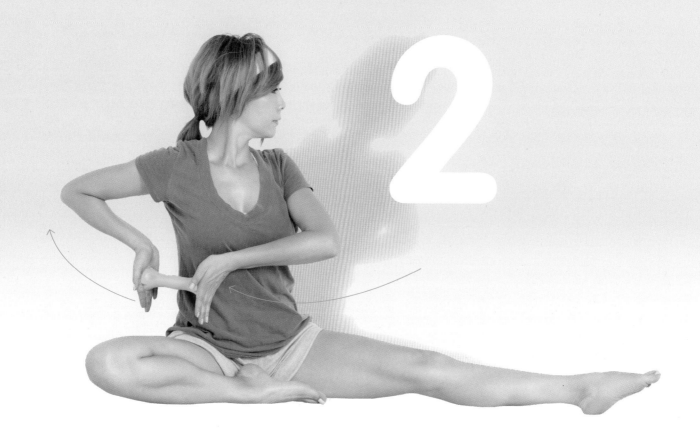

1 들숨 한쪽 다리는 접고 한쪽 다리는 곧게 펴 최대한 벌리고 앉은 상태에서 곧게 편 다리 쪽을 향해 팔을 쭉 뻗으면서 상체를 최대한 숙인다.

2 날숨 상체를 세우면서 팔을 몸통 가까이로 붙인 상태에서 뒤로 잡아당겨 등 근육을 수축시킨다.

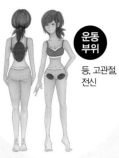

운동
부위

등, 고관절,
전신

3

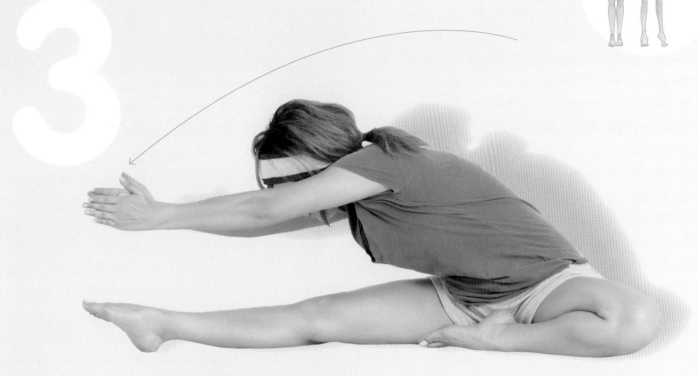

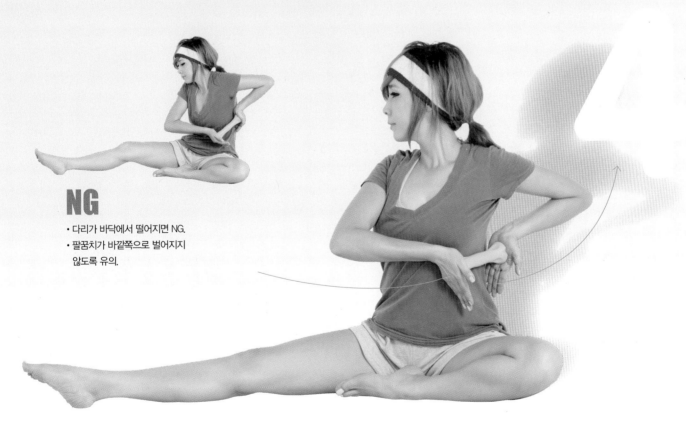

NG
• 다리가 바닥에서 떨어지면 NG.
• 팔꿈치가 바깥쪽으로 벌어지지
  않도록 유의.

3 들숨 ①의 동작을 반대 방향으로.

4 날숨 ②의 동작을 반대 방향으로.
※ ①~②를 연결하여 정한 횟수만큼 실시한 후 자세를 바꿔
③~④를 연결하여 같은 횟수만큼 실시한다.

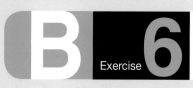

B 6 한 쪽 다리 뻗어 팔 뒤로 접기
Exercise

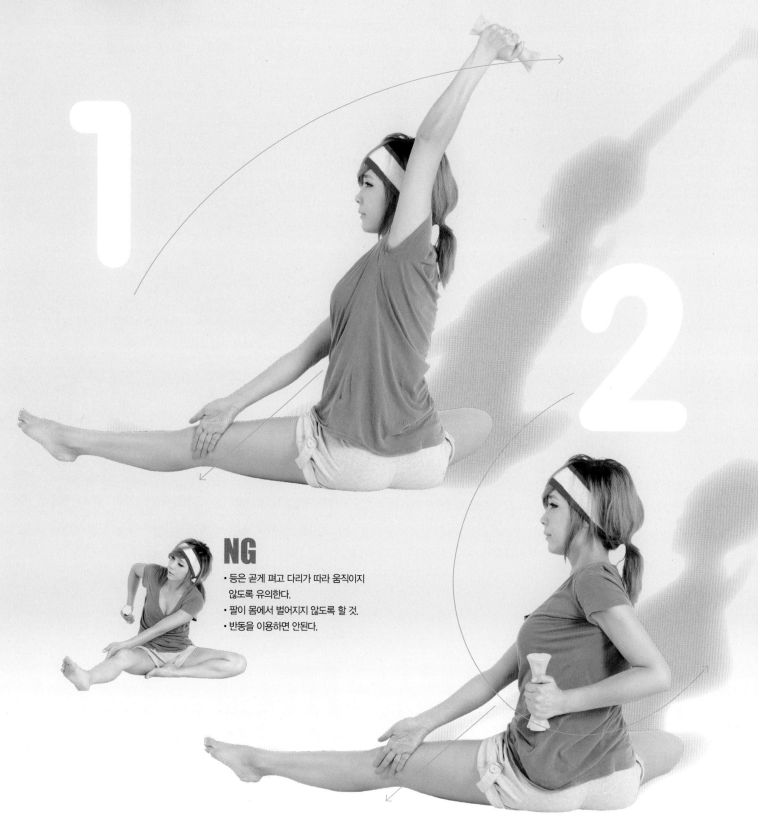

NG
- 등은 곧게 펴고 다리가 따라 움직이지 않도록 유의한다.
- 팔이 몸에서 벌어지지 않도록 할 것.
- 반동을 이용하면 안된다.

1 들숨 한쪽 다리는 접고 한쪽 다리는 곧게 펴 최대한 벌리고 앉은 상태에서 반대쪽 손으로 뻗은 다리를 고정시키고 덤벨을 든 팔을 뒤쪽으로 최대한 멀리 뻗는다.

2 날숨 ①의 자세를 그대로 유지하면서 들어올렸던 팔을 아래로 회전시키며 팔꿈치를 등 뒤로 잡아당겨 등 근육을 수축시킨다.

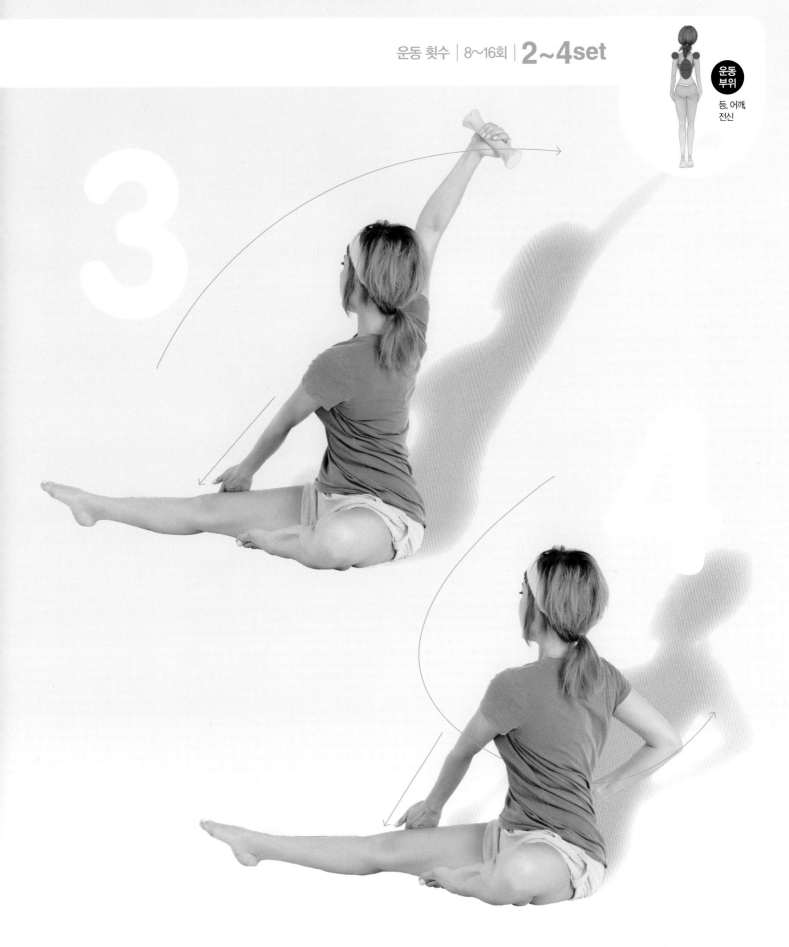

3

3 들숨 ①의 동작을 반대 방향으로.

4 날숨 ②의 동작을 반대 방향으로.
※ ①~②를 연결하여 정한 횟수만큼 실시한 후 자세를 바꿔
③~④를 연결하여 같은 횟수만큼 실시.

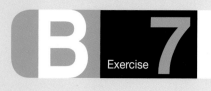

B 7 한 쪽 다리 뻗어 가슴 늘리기

Exercise

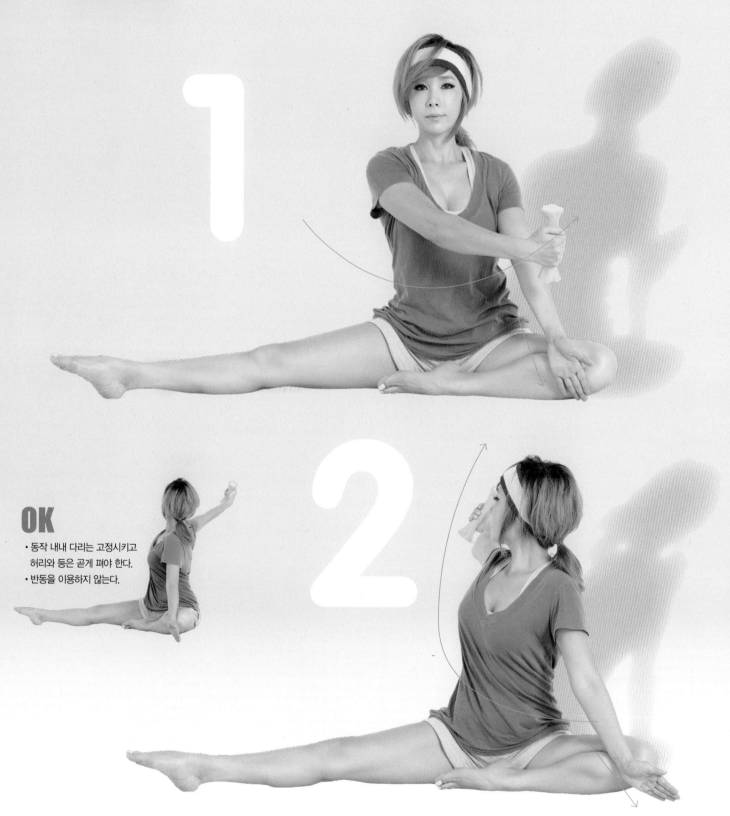

OK
• 동작 내내 다리는 고정시키고 허리와 등은 곧게 펴야 한다.
• 반동을 이용하지 않는다.

1 들숨 한쪽 다리는 접고 반대쪽 다리는 곧게 펴 최대한 벌리고 앉은 상태에서 한 손으로 접은 무릎을 고정시키고, 덤벨을 든 팔을 손바닥이 위를 향하도록 가볍게 구부린 상태에서 가슴 안쪽으로 비스듬히 회전시킨다.

2 날숨 ①에서 덤벨을 든 팔을 등 뒤로 뻗어 올린다. 이때 가슴을 앞으로 내밀어 가슴 근육을 최대한 늘려 준다.

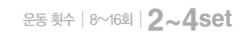

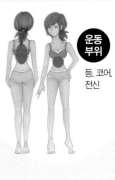

등, 코어,
전신

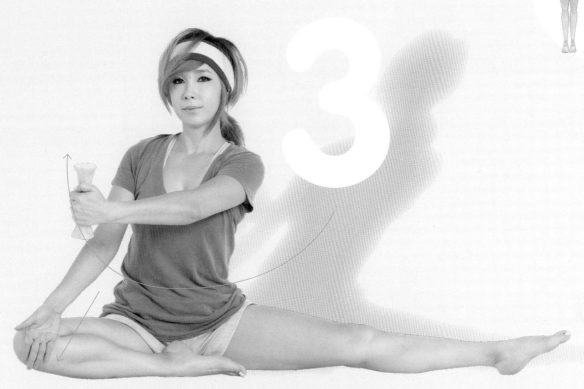

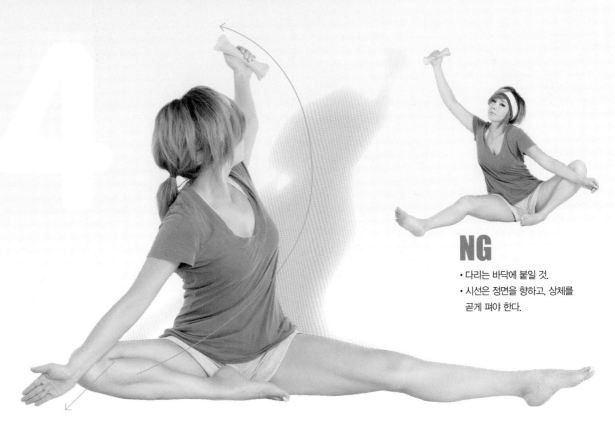

NG

- 다리는 바닥에 붙일 것.
- 시선은 정면을 향하고, 상체를
  곧게 펴야 한다.

3 **들숨** ①의 동작을 반대 방향으로.

4 **날숨** ②의 동작을 반대 방향으로.
※ ①~②를 연결하여 반복한 후 ③~④를 연결하여 같은 횟수
만큼 실시.

운동 횟수 | 8~16회 | **2~4set**

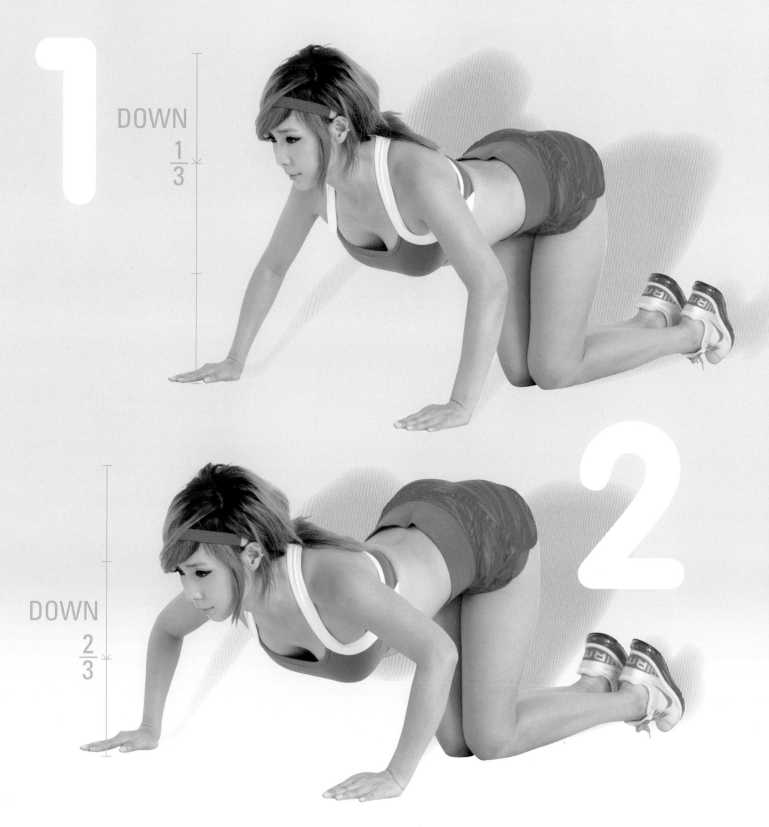

1 DOWN $\frac{1}{3}$

2 DOWN $\frac{2}{3}$

1 들숨 팔을 어깨넓이보다 약간 넓게 벌리고 엉덩이는 살짝 들고
허리는 내린 자세에서 상체를 1/3만큼 내린다.

2 들숨 ①에서 연결하여 상체를 2/3 지점까지 내린다.

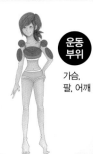

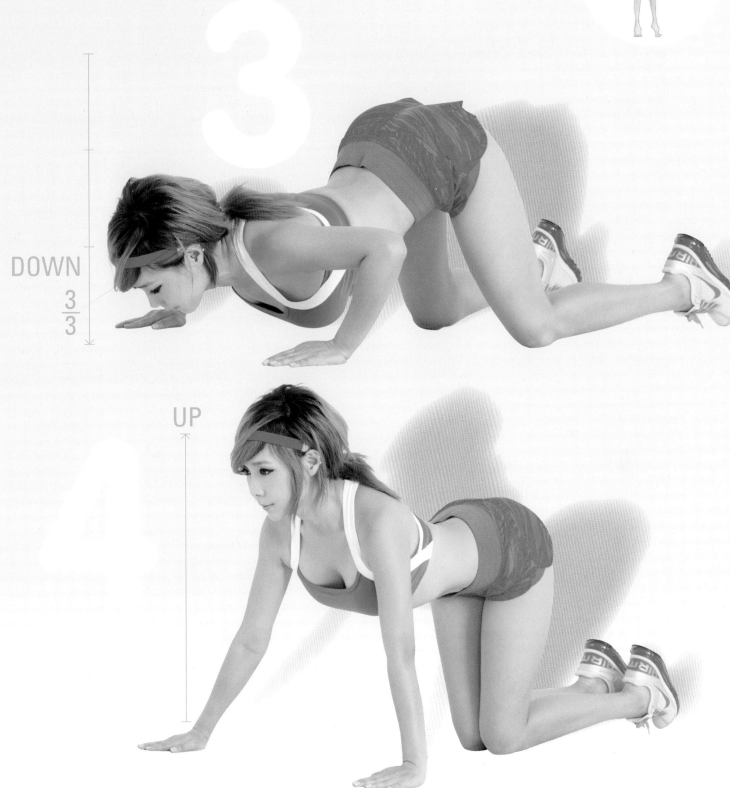

DOWN

$\dfrac{3}{3}$

UP

3 들숨 상체를 바닥에 닿지 않을 만큼 최대한 내린다.

4 날숨 한 번에 팔을 펴서 상체를 완전히 들어올린다.
※ ①~④를 연결하여 실시하되, 상체를 1/3씩 끊어서 내릴 때
2초 정도씩 정지한다.

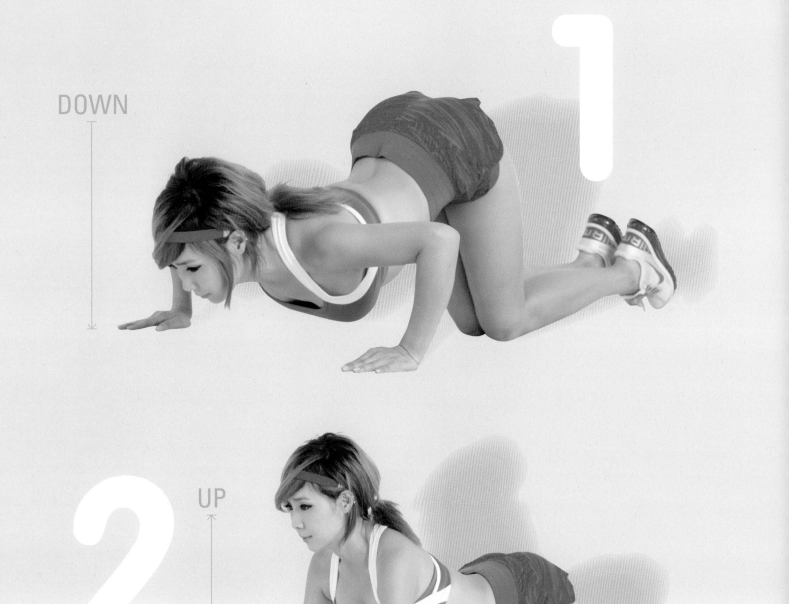

DOWN

UP

1 들숨 상체를 바닥에 닿지 않는 지점까지 최대한 내린다.

2 날숨 내렸던 상체를 팔을 쭉 펴며 단번에 들어올린다.

SIDE

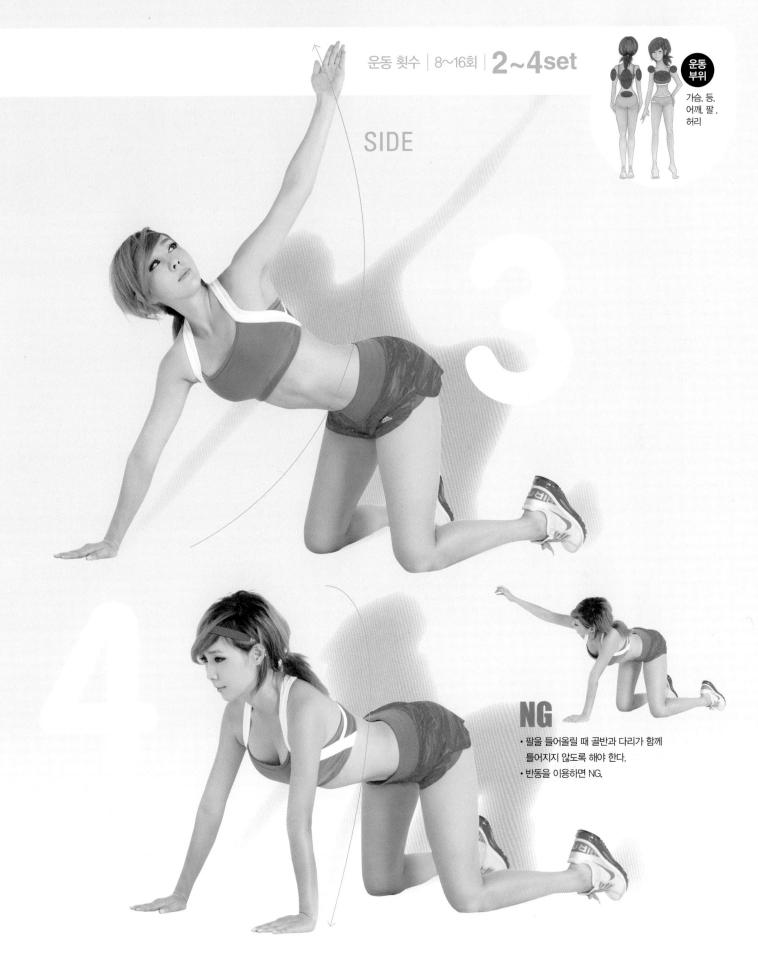

운동
부위

가슴, 등,
어깨, 팔,
허리

NG

• 팔을 들어올릴 때 골반과 다리가 함께
  틀어지지 않도록 해야 한다.
• 반동을 이용하면 NG.

3 들숨 ②의 자세에서 한쪽 팔을 등 뒤로 뻗으면서 몸통을 회전시
켜 준다.

4 날숨 팔을 내리면서 ②의 자세로 돌아간다.
※ ①~④를 연결하여 반복한 후 반대 방향으로 같은 횟수만큼
실시한다.

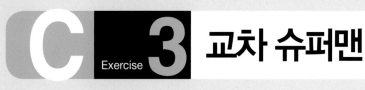

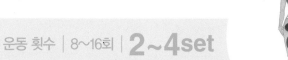

운동 횟수 | 8~16회 | 2~4set

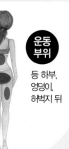

운동 부위

등 하부,
엉덩이,
허벅지 뒤

1

CROSS UP

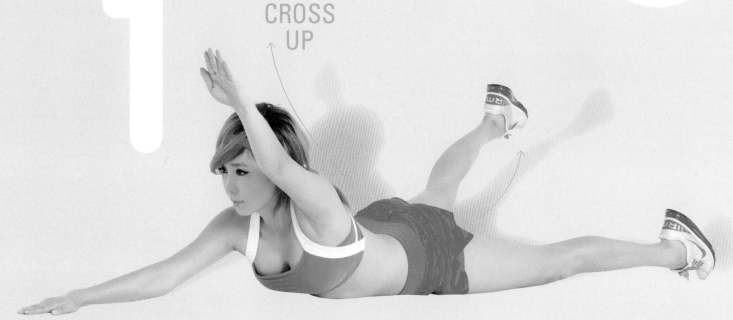

NG
• 팔과 다리가 구부러지지 않아야 한다.
• 반동을 이용하지 말 것.
• 빠르게 하면 허리에 부담을 주므로 천천히.

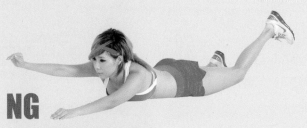

2

CROSS DOWN

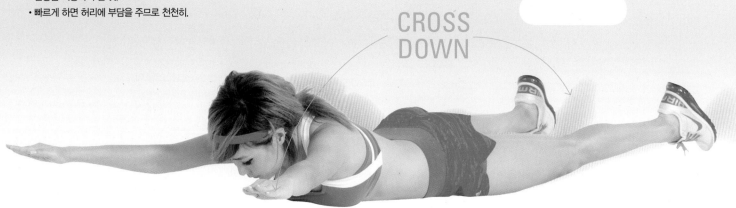

1 날숨 팔과 다리를 벌리고 배를 바닥에 대고 엎드린 자세에서 한쪽 팔과 반대쪽 다리를 천천히 들면서 상체를 들어올린 다음 최대 높이에서 2~4초간 정지.

2 들숨 들어올렸던 팔과 다리, 상체를 바닥에 닿지 않는 지점까지 천천히 내린다. ※ ①~②를 연결하여 좌우로 번갈아 실시한다.

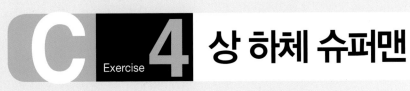

C Exercise 4 상 하체 슈퍼맨

운동 횟수 | 8~16회 | **2~4set**

등 하부,
엉덩이,
허벅지 뒤

1 UP

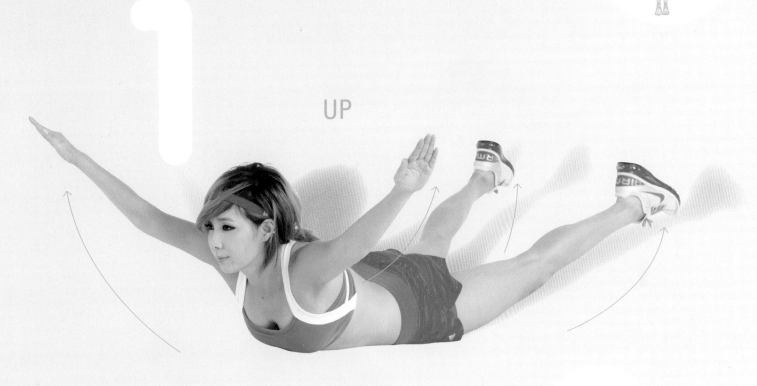

DOWN

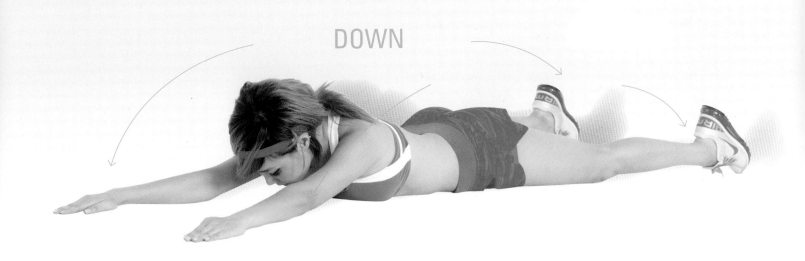

1 날숨 두 다리와 두 팔을 상체와 함께 천천히 들어올린 다음 최대 높이에서 2~4초 동안 정지.

2 들숨 팔과 다리, 상체를 바닥에 닿지 않는 지점까지 천천히 내린다. ※ ①~②를 연결하여 천천히 반복한다.

팔 접어 슈퍼맨

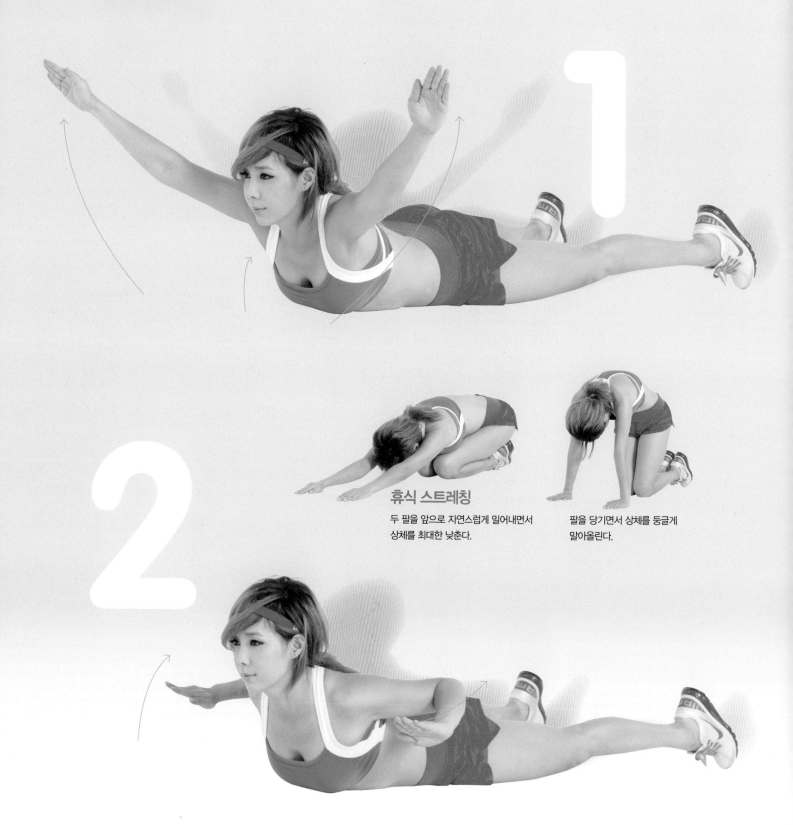

휴식 스트레칭

두 팔을 앞으로 자연스럽게 밀어내면서 상체를 최대한 낮춘다.

팔을 당기면서 상체를 둥글게 말아올린다.

1 들숨 바닥에 배를 대고 엎드린 자세에서 두 팔과 상체를 최대한 높이 들어올린다.

2 날숨 상체는 그대로 두고 두 팔을 구부려 등 뒤로 잡아당긴다.

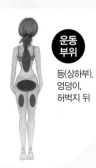

운동 부위

등(상하부),
엉덩이,
허벅지 뒤

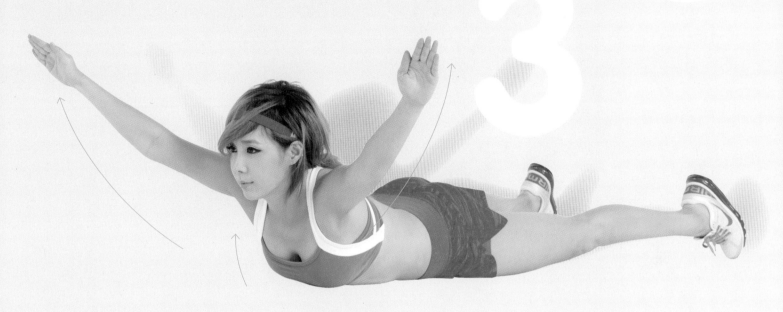

DOWN

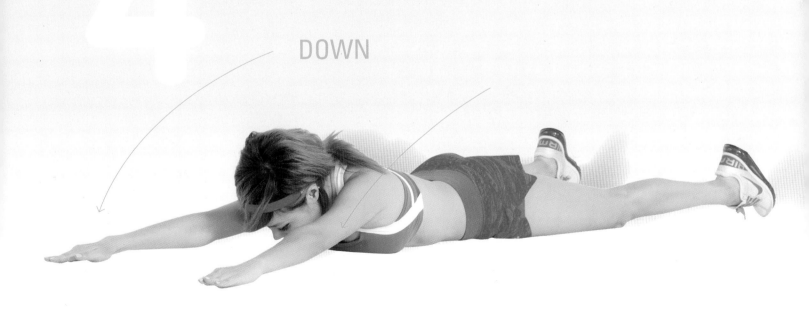

3 **들숨** 상체는 그대로 두고 두 팔을 펴면서 앞으로 뻗어 올린다.

4 **날숨** 두 팔과 상체를 바닥에 닿지 않는 지점까지 천천히 내린다.
※ ①~④를 연결하여 정한 횟수만큼 반복한다.

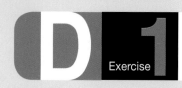

D Exercise 1 덤벨 프레스

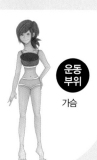

운동 부위 가슴

운동 횟수 | 8~16회 | **2~4set**

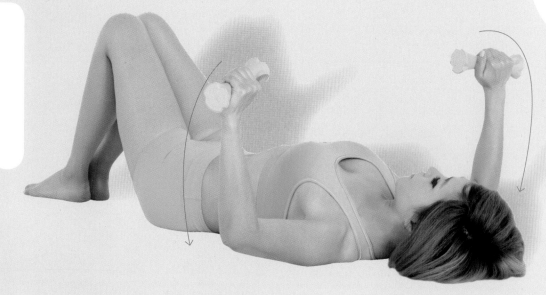

1

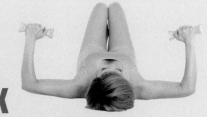

OK

• 덤벨을 안쪽으로 살짝 기울여 덤벨의 무게가
  바깥으로 쏠리지 않도록 한다.

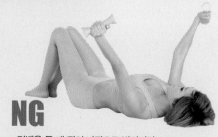

NG

• 덤벨을 들 때 팔이 바깥으로 벌어지면 NG.
• 팔꿈치가 완전히 펴지지 않도록 한다.

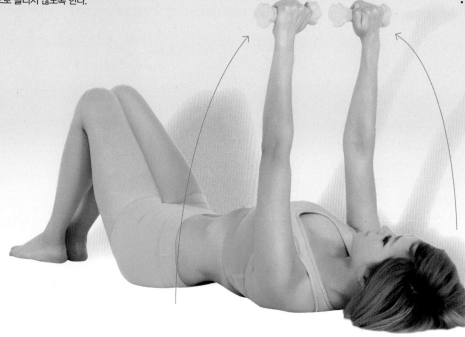

2

1 들숨 무릎을 모아 세우고 누운 자세에서 두 팔을 L 모양으로 접어 어깨와 나란하게 벌려준다. 이때 허리와 팔꿈치가 바닥에 닿지 않도록 하고 덤벨을 안쪽으로 살짝 기울인다.

2 날숨 덤벨을 수직으로 밀어 올리면서 가슴 근육을 수축시킨다.
※ ①~②를 연결하여 정한 횟수만큼 반복한다.

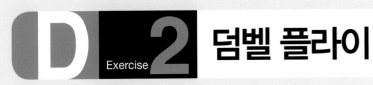

D Exercise 2 덤벨 플라이

운동 횟수 | 8~16회 | **2~4set**

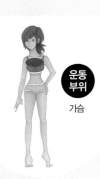

운동
부위

가슴

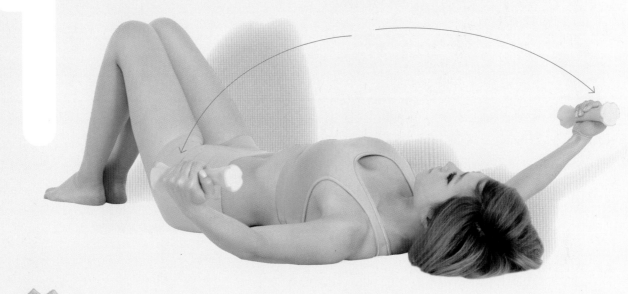

OK
팔을 모았을 때의
모양이 긴 타원형을
이루면 OK.

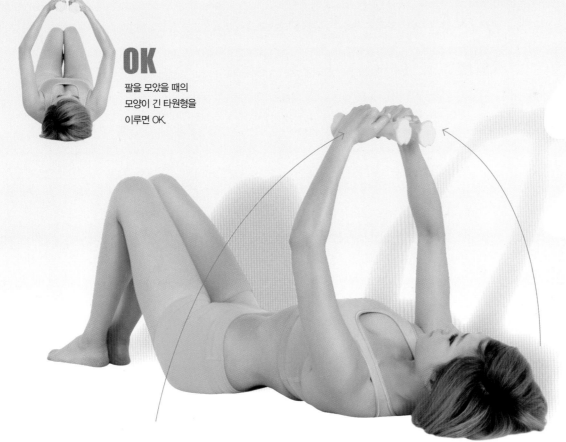

1 들숨 무릎을 모아 세우고 반듯이 누운 자세에서 덤벨을 쥔 두 팔을 어깨와 나란히 벌려 가슴 근육을 늘려 준다. 이때 두 팔은 손바닥이 위를 향하도록 자연스럽게 구부리고 팔꿈치가 바닥에 닿지 않도록 한다.

2 날숨 새가 날개 짓을 하듯이 두 팔을 가슴 앞쪽으로 당겨 모아 준다. ※ ①~②를 연결하여 정한 횟수만큼 반복한다.

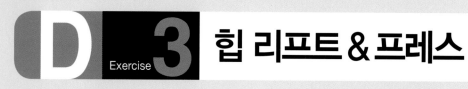

D Exercise 3 힙 리프트 & 프레스

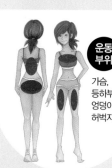
운동 부위

가슴, 등하부, 엉덩이, 허벅지

운동 횟수 | 8~16회 | **2~4set**

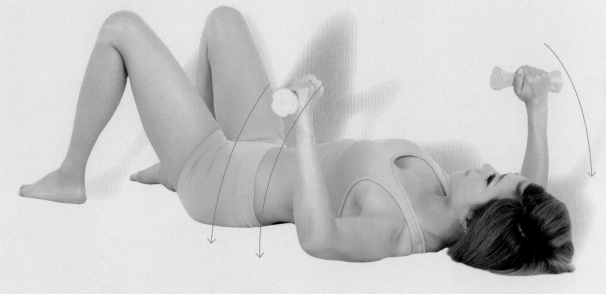

1

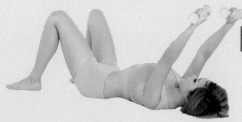

NG
- 팔과 엉덩이를 바닥에 닿지 않는 지점까지만 내려 근육의 긴장을 유지할 것.
- 반동을 이용하지 말 것.
- 다리가 틀어지거나 팔이 앞뒤로 기울어지지 않도록 유의한다.

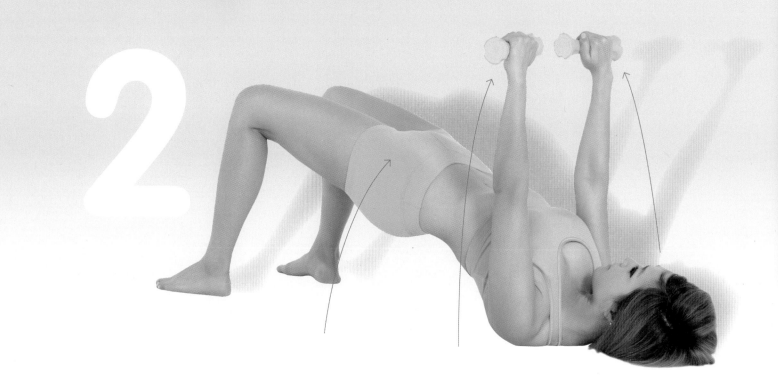

2

1 들숨 다리를 어깨넓이로 벌리고 무릎을 세운 자세에서 엉덩이는 바닥에서 살짝 띄운다. 팔은 L 모양으로 접어 어깨와 나란히 벌려 준다.

2 날숨 팔과 골반을 함께 들어올려 가슴, 엉덩이, 허벅지 근육을 수축시킨다. ※ ①~②를 연결하여 정한 횟수만큼 반복한다.

덤벨 풀오버

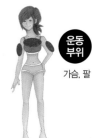

**운동
부위**

가슴, 팔

운동 횟수 | 8~16회 | **2~4set**

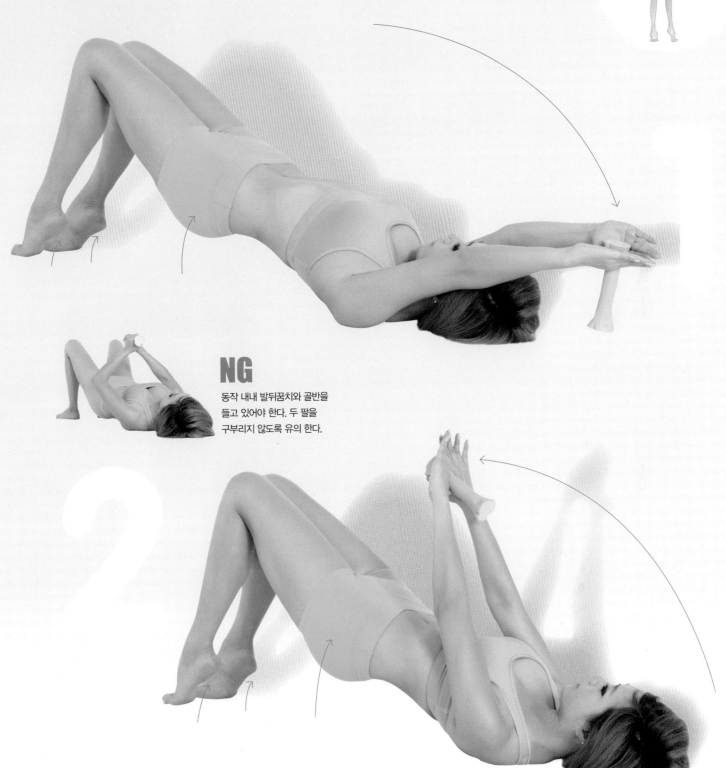

NG

동작 내내 발뒤꿈치와 골반을
들고 있어야 한다. 두 팔을
구부리지 않도록 유의 한다.

1 **들숨** 골반과 뒤꿈치를 들고 무릎을 모으고 누운 자세에서 덤벨을
받친 두 팔을 머리 뒤쪽으로 천천히 넘긴다. 이때 덤벨이 바닥에
닿지 않게 한다.

2 **날숨** ①의 자세에서 덤벨을 가슴 위로 끌어당기듯이 천천히 들어
올려 가슴 근육을 수축시킨다.
※ ①~②를 연결하여 천천히 정한 횟수만큼 반복한다.

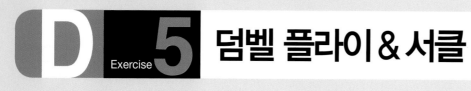

D Exercise 5 덤벨 플라이 & 서클

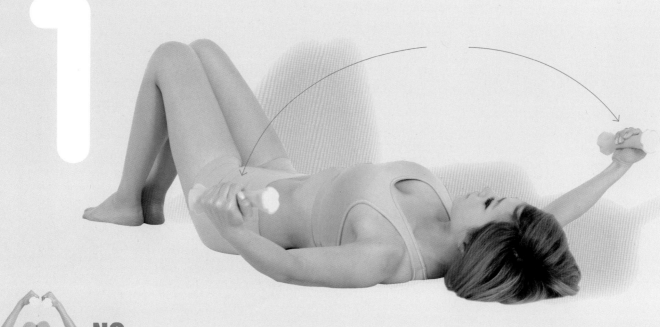

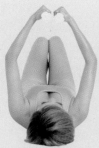

NG

• 덤벨의 무게 중심이 가슴 한가운데 위에 있어야 가슴 근육을 강하게 수축시킨다.
• 팔꿈치 관절이 완전히 펴지면 부상 위험이 있으므로 주의한다.

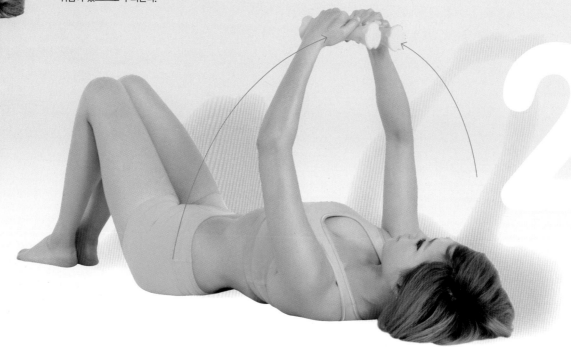

1 들숨 무릎을 모아 세운 자세에서 자연스럽게 구부린 두 팔을 어깨와 나란히 벌려 가슴 근육을 늘려 준다. 이때 팔꿈치가 바닥에 닿지 않도록 한다.

2 날숨 두 팔을 가슴 위로 모아 준다.

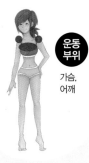

운동
부위

가슴,
어깨

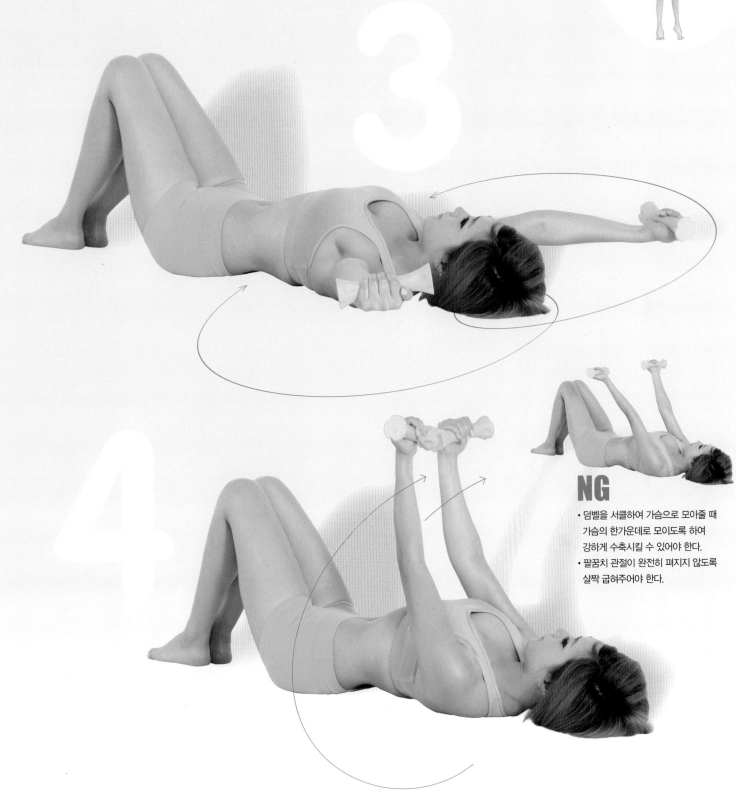

NG

• 덤벨을 서클하여 가슴으로 모아줄 때
가슴의 한가운데로 모이도록 하여
강하게 수축시킬 수 있어야 한다.
• 팔꿈치 관절이 완전히 펴지지 않도록
살짝 굽혀주어야 한다.

3 들숨 손바닥이 위를 향하도록 팔을 90도 회전시키면서 머리 뒤로 넘긴다.

4 날숨 두 팔을 바닥에 스치듯이 회전시켜 가슴 위에서 다시 모아 준다. ※ ①~④를 연결하여 벌리고, 들고, 넘기고, 회전시켜 모으기를 정한 횟수만큼 반복한다.

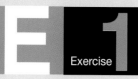

등 & 가슴 늘리기

Exercise 1

운동 횟수 | 8~16회 | **2~4set**

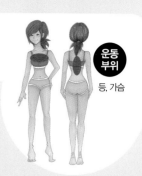

운동
부위

등, 가슴

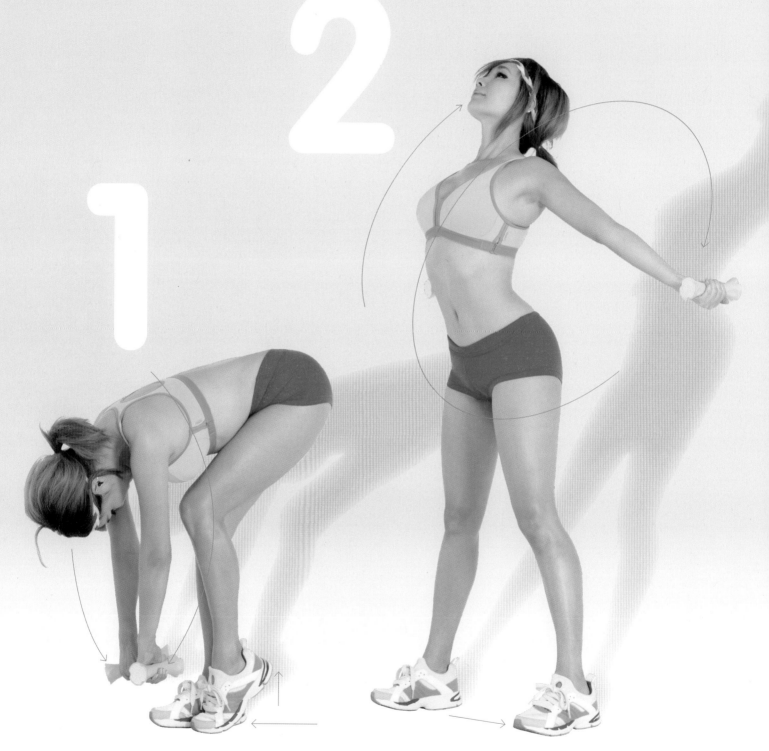

1 날숨 한쪽 다리에 체중을 싣고 반대쪽 다리는 까치발로 가볍게 붙인다. 상체를 둥글게 말면서 최대한 앞으로 숙이고 두 팔은 머리 위로 크게 회전시켜 바닥을 향해 내린다. 이때 두 팔을 비틀어 손등이 서로 마주보도록 해야 등 근육을 최대한 늘릴 수 있다.

2 들숨 일어나면서 다리를 벌리고 가슴은 앞으로 내밀고 팔은 등 뒤로 회전시켜 넘긴다. 시선은 자연스럽게 위를 향한다.

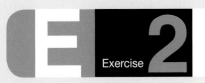

등 늘리고 조이기

Exercise 2

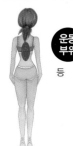

운동
부위

등

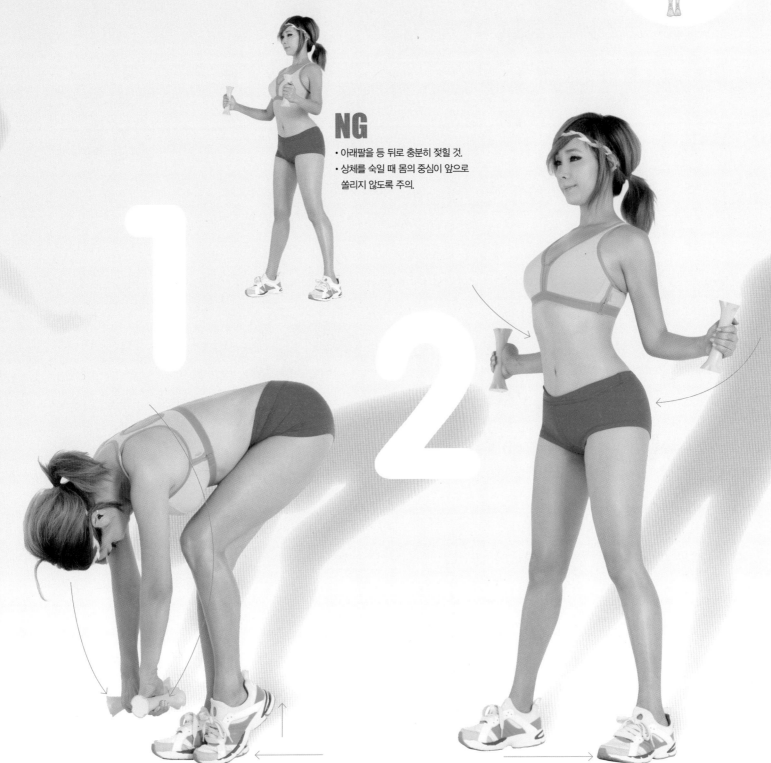

NG
- 아래팔을 등 뒤로 충분히 젖힐 것.
- 상체를 숙일 때 몸의 중심이 앞으로 쏠리지 않도록 주의.

1 날숨 왼쪽 ①과 같은 동작.

2 들숨 날숨 일어나면서 다리를 벌리고 아래팔을 뒤로 젖혀 등 근육을 수축시킨다. ※ ①~②를 연결하여 정한 횟수만큼 반복한다.

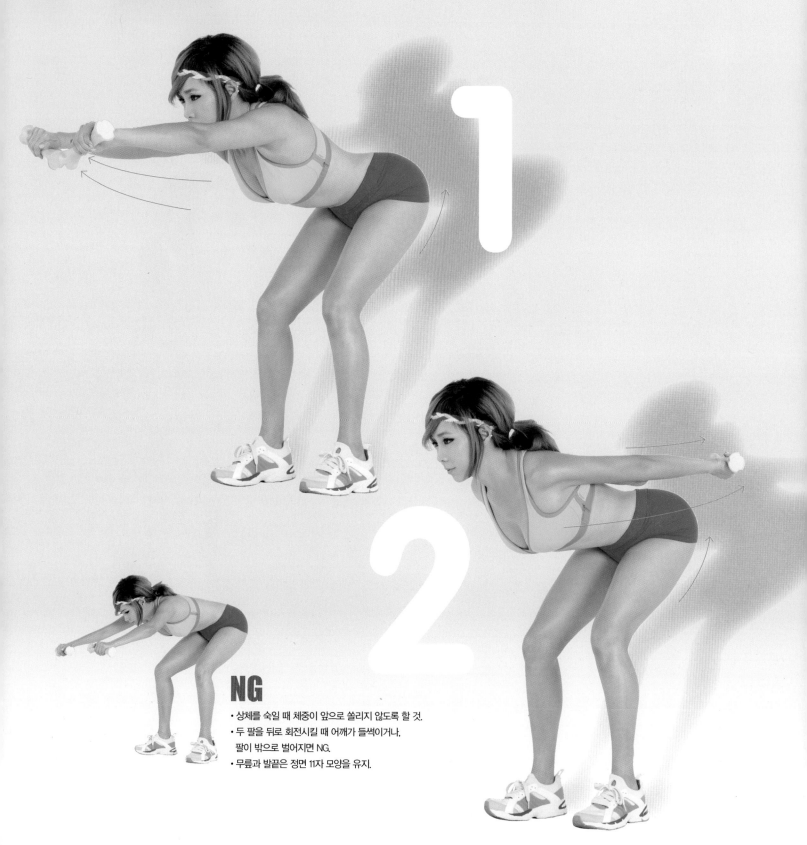

NG
- 상체를 숙일 때 체중이 앞으로 쏠리지 않도록 할 것.
- 두 팔을 뒤로 회전시킬 때 어깨가 들썩이거나, 팔이 밖으로 벌어지면 NG.
- 무릎과 발끝은 정면 11자 모양을 유지.

1 들숨 두 다리를 벌리고 자연스럽게 다리를 구부린 상태에서 덤벨을 든 두 팔을 앞으로 쭉 뻗으며 상체를 바닥과 수평이 되도록 숙인다.

2 날숨 자세를 그대로 유지한 상태에서 두 팔을 뒤로 회전시켜 팔 뒷부분과 등 근육을 최대한 수축시킨다.

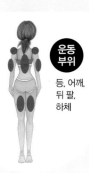

운동
부위

등, 어깨,
뒤 팔,
하체

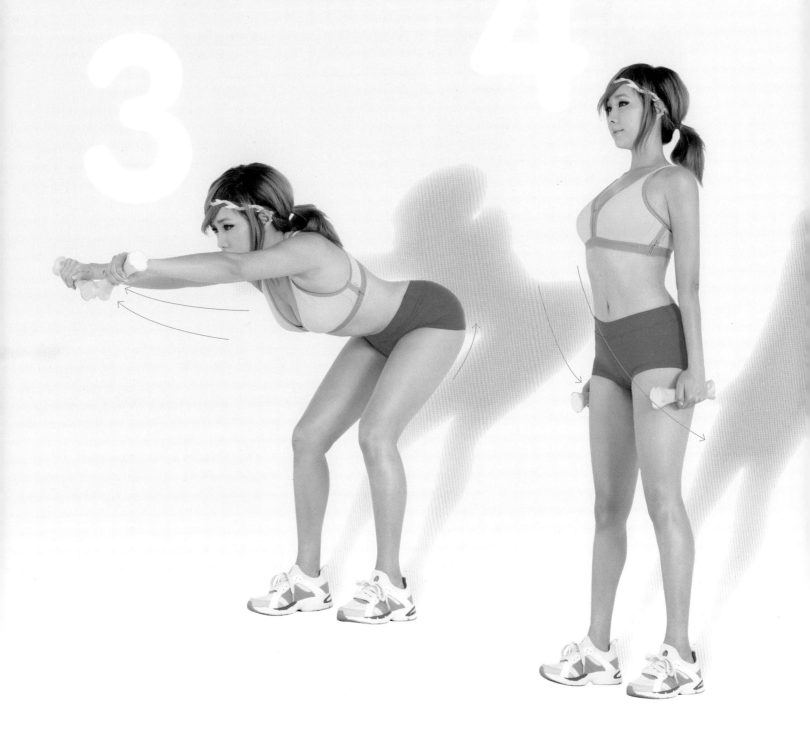

3 들숨 자세를 유지한 상태에서 팔을 앞으로 쭉 뻗는다.

4 날숨 몸을 세우면서 팔을 내려 허벅지 측면에 붙이고 가슴을 앞으로 내민다. 엉덩이와 허벅지 근육에 힘을 줘 부근 근육을 수축시킨다. ※ ①~④를 연결하여 정한 횟수만큼 반복한다.

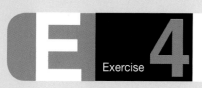

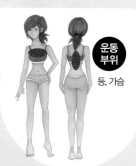

운동 부위

등, 가슴

운동 횟수 | 8~16회 | **2~4set**

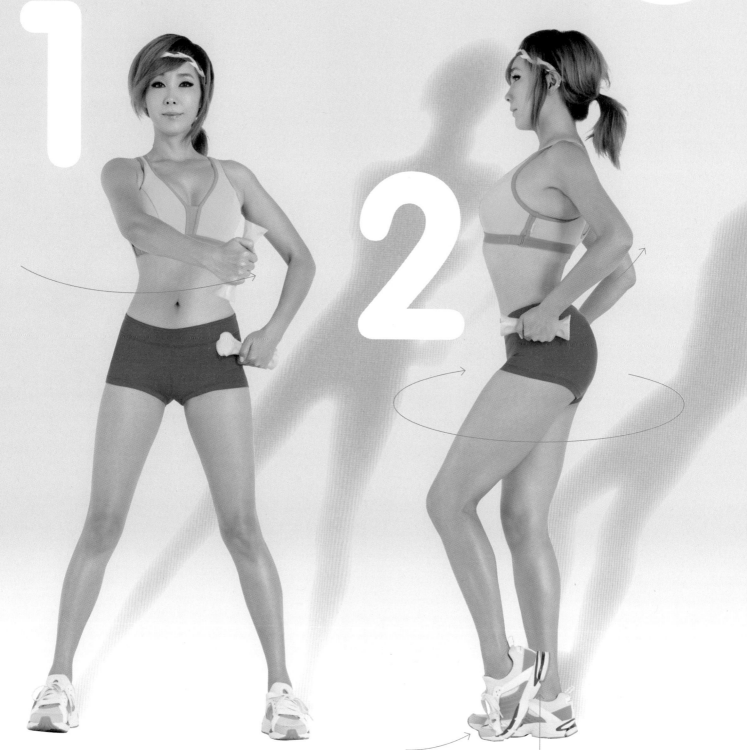

1 날숨 다리를 넓게 벌리고 서서 덤벨을 쥔 한쪽 팔을 대각선 방향으로 당겨 한쪽 가슴 근육을 수축시킨다.

2 들숨 한쪽 다리를 축으로 삼아 몸을 90도 회전시키면서 반대쪽 다리를 까치발로 가볍게 갖다 붙이고, 팔꿈치를 등 뒤로 잡아 당겨 등 근육을 수축시킨다. 이때 골반을 축이 되는 다리 쪽으로 가볍게 들어 올려준다. ※ ①~②를 연결하여 반복한 뒤 반대 방향으로 같은 횟수만큼 실시.

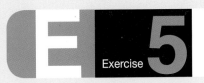

E5 Exercise 양 팔 등 & 가슴 조이기

운동 횟수 | 8~16회 | 2~4set

운동
부위

등, 가슴

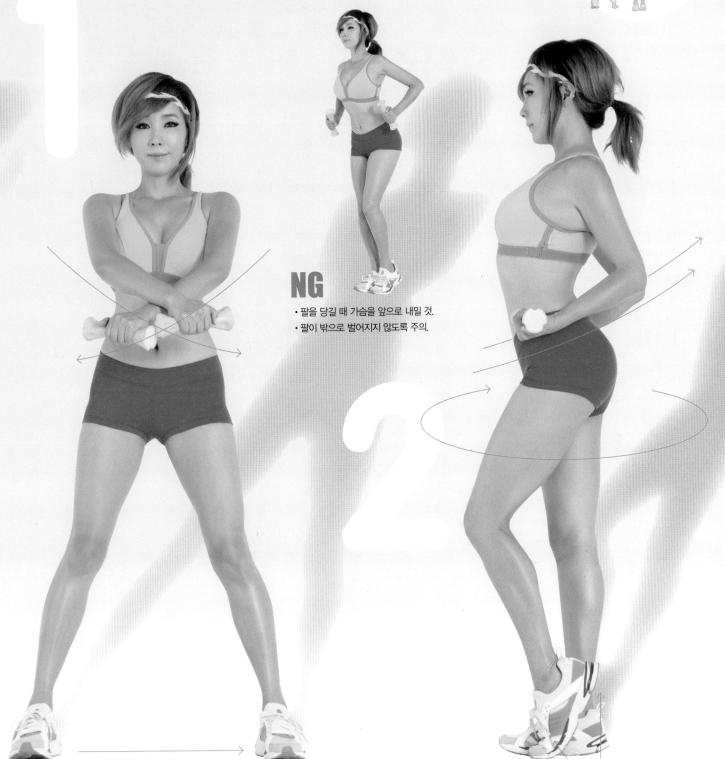

NG

• 팔을 당길 때 가슴을 앞으로 내밀 것.
• 팔이 밖으로 벌어지지 않도록 주의.

1 날숨 다리를 넓게 벌리고 서서 두 팔을 대각선으로 내려 서로 교차시키면서 가슴 근육을 조인다.

2 들숨 날숨 한쪽 다리를 축으로 삼아 몸을 90도 회전시키면서 반대쪽 다리를 까치발로 가볍게 갖다 붙이고, 팔꿈치를 등 뒤로 잡아 당겨 등 근육을 수축시킨다. 이때 골반을 축이 되는 다리 쪽으로 가볍게 들어 올려준다. ※ ①~②를 연결하여 반복한 뒤 반대 방향으로 같은 횟수만큼 실시.

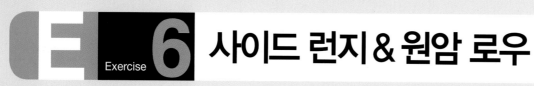

T 6 Exercise 사이드 런지 & 원암 로우

운동 횟수 | 8~16회 | **2~4set**

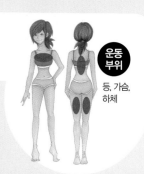

운동 부위

등, 가슴, 하체

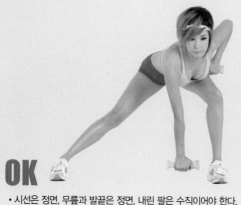

OK

• 시선은 정면, 무릎과 발끝은 정면, 내린 팔은 수직이어야 한다.

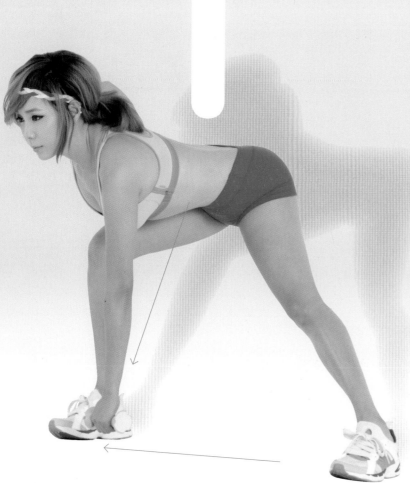

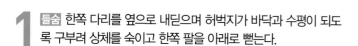

1 들숨 한쪽 다리를 옆으로 내딛으며 허벅지가 바닥과 수평이 되도록 구부려 상체를 숙이고 한쪽 팔을 아래로 뻗는다.

2 날숨 뻗은 다리 쪽으로 체중을 옮기면서 다리를 모아 몸을 세우고, 두 팔을 손바닥이 위를 향하도록 구부리면서 등 뒤로 당겨 등 근육 수축. ※ ①~②를 연결하여 반복한 뒤 반대 방향으로 같은 횟수만큼 실시한다.

54

사이드 런지 & 투암 로우

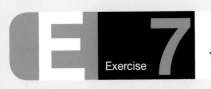

운동 횟수 | 8~16회 | **2~4set**

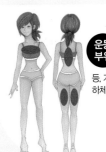

운동
부위

등, 가슴,
하체

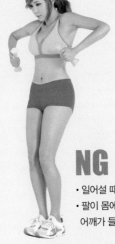

NG

• 일어설 때 무릎을 완전히 펼 것.
• 팔이 몸에서 멀리 떨어지거나
  어깨가 들썩이면 NG.

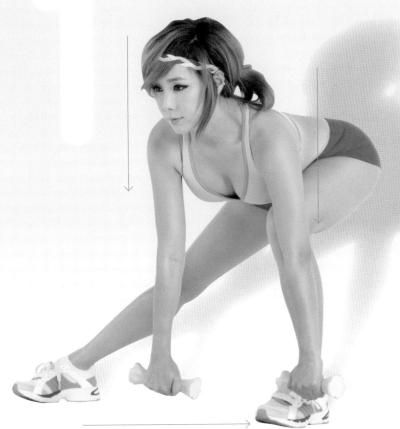

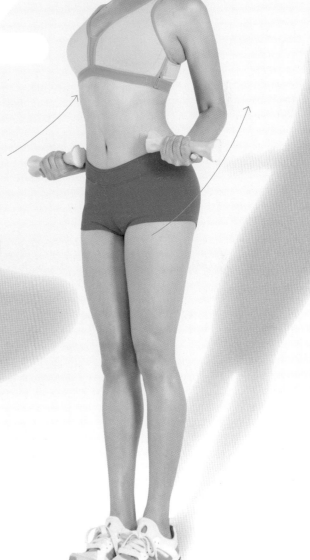

1 **들숨** 왼쪽 ①과 같은 자세에서 두 팔을 동시에 내려 준다.

2 **날숨** 뻗은 다리 쪽으로 체중을 옮기면서 다리를 모아 몸을 세우고, 두 팔은 손바닥이 위를 향하도록 구부려 등 뒤로 당긴다.
※ ①~②를 연결하여 반복한 뒤 반대 방향으로 같은 횟수만큼 실시.

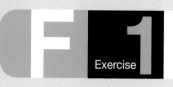

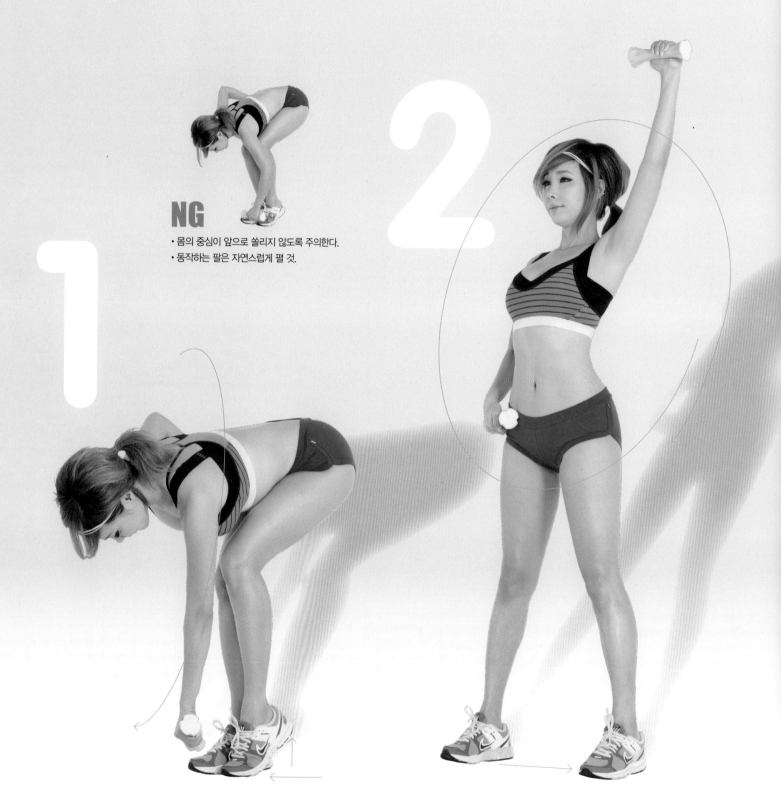

NG

• 몸의 중심이 앞으로 쏠리지 않도록 주의한다.
• 동작하는 팔은 자연스럽게 펼 것.

1 들숨 한쪽 다리에 체중을 싣고 반대쪽 다리는 까치발로 가볍게 갖다 붙인 상태에서 허벅지 안쪽 근육을 수축시킨다. 상체를 둥글게 말아 숙이면서 까치발 한 다리와 같은 쪽의 팔을 크게 회전시켜 아래로 내린다.

2 날숨 다리를 벌리고 일어서면서 내렸던 팔을 원을 그리며 들어올린다.

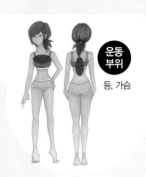

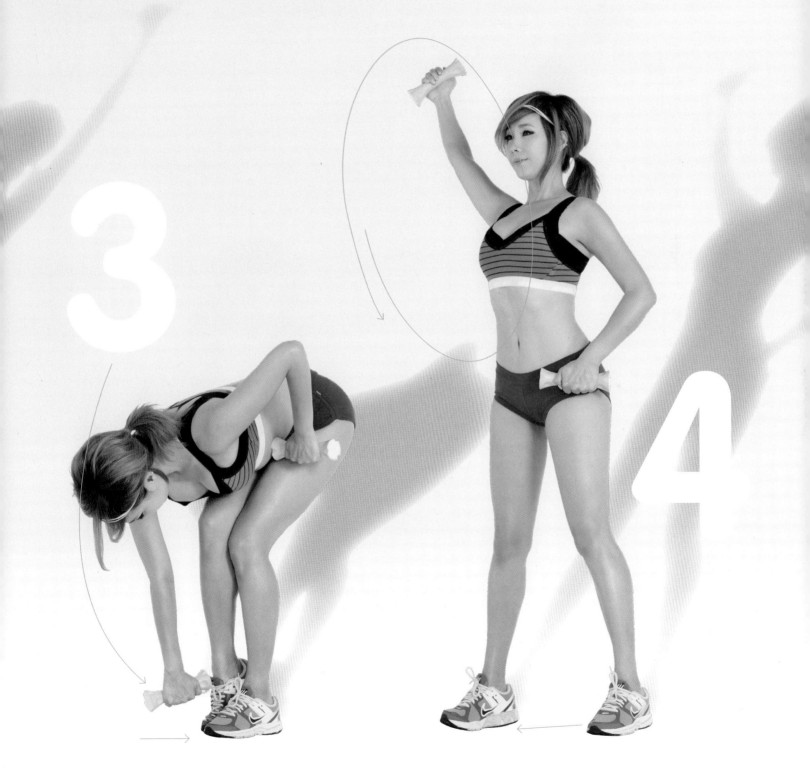

3 들숨 ①의 동작을 반대 방향으로 실시.

4 날숨 ②의 동작을 반대 방향으로 실시.
※ ①~②를 연결하여 반복한 뒤 3~4를 연결하여 같은 횟수만큼 실시한다.

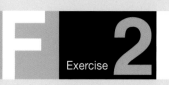

벤트 오버 & 투암 로우

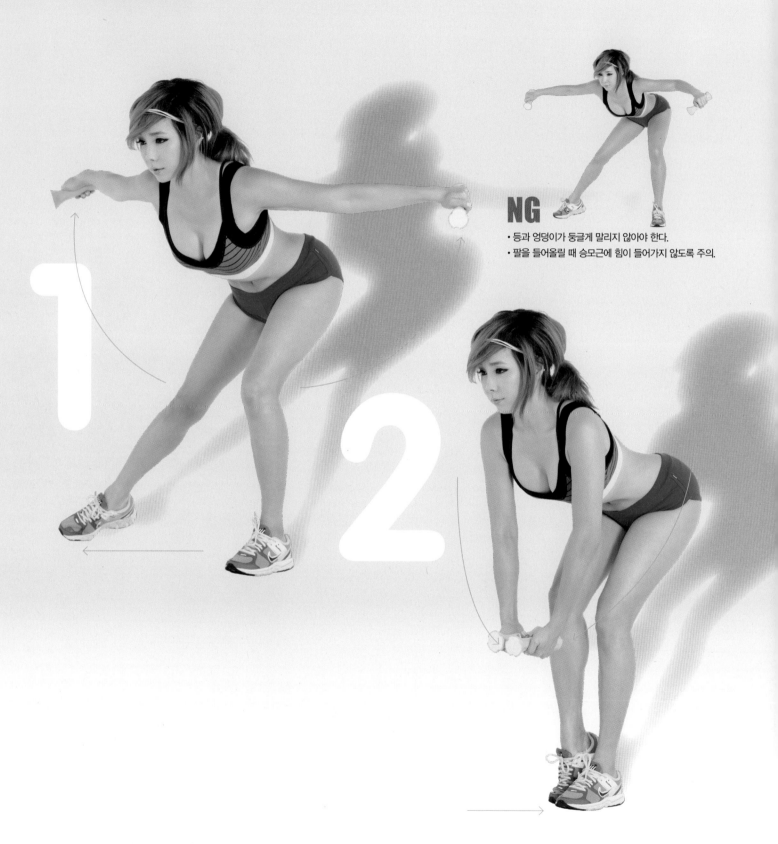

NG

· 등과 엉덩이가 둥글게 말리지 않아야 한다.
· 팔을 들어올릴 때 승모근에 힘이 들어가지 않도록 주의.

1 들숨 구부린 다리 뒤꿈치에 체중을 실어 몸의 균형을 잡고 상체를 숙인 자세에서 반대쪽 다리를 옆으로 최대한 뻗는다. 두 팔을 어깨와 나란하게 들어올린다.

2 날숨 뻗었던 다리를 까치발로 당겨 축이 되는 다리에 가볍게 붙이고 두 팔을 아래로 내려 등 근육을 늘려 준다.

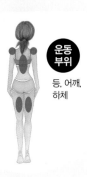

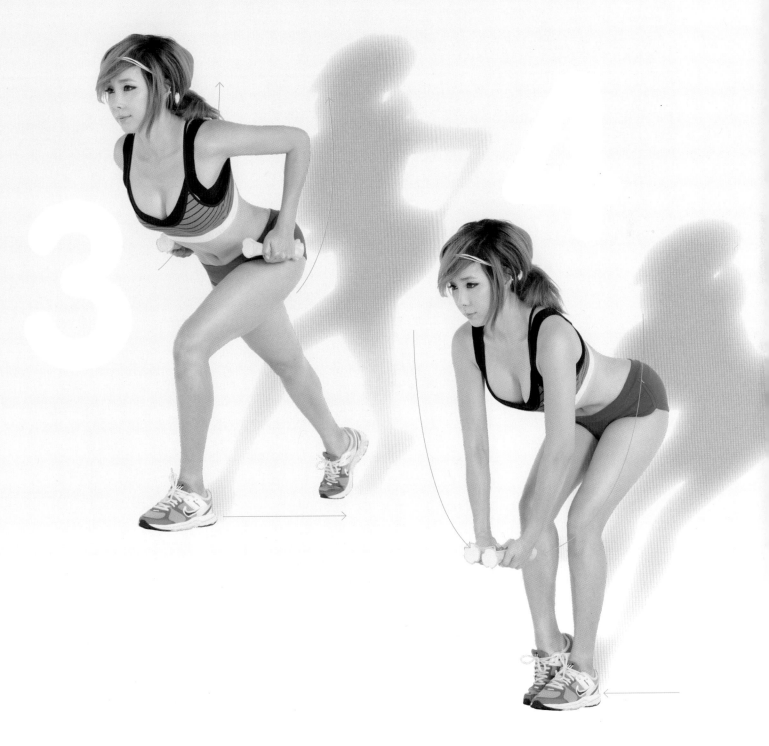

3 날숨 까치발로 당겼던 다리를 뒤로 뻗으면서 아래로 내렸던 팔을 구부리며 등 뒤로 당겨 올린다.

4 날숨 ②의 자세로 돌아온다.

※ ①~④를 연결하여 반복한 뒤 반대 방향으로 같은 횟수만큼 실시한다.

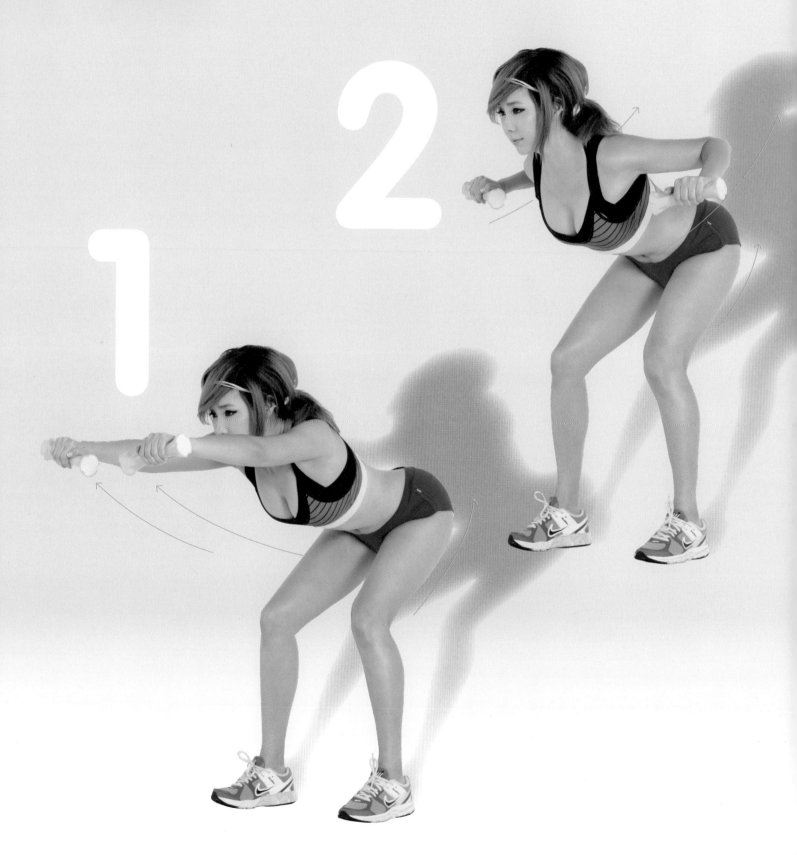

F Exercise 3 상체 숙여 팔 펴고 접기

1 들숨 다리를 어깨넓이로 벌리고 두 팔을 앞으로 뻗으면서 상체를 바닥과 수평으로 숙인다.

2 날숨 자세를 유지하면서 팔꿈치를 등 뒤로 잡아당긴다.

운동
부위

등,
엉덩이,
허벅지

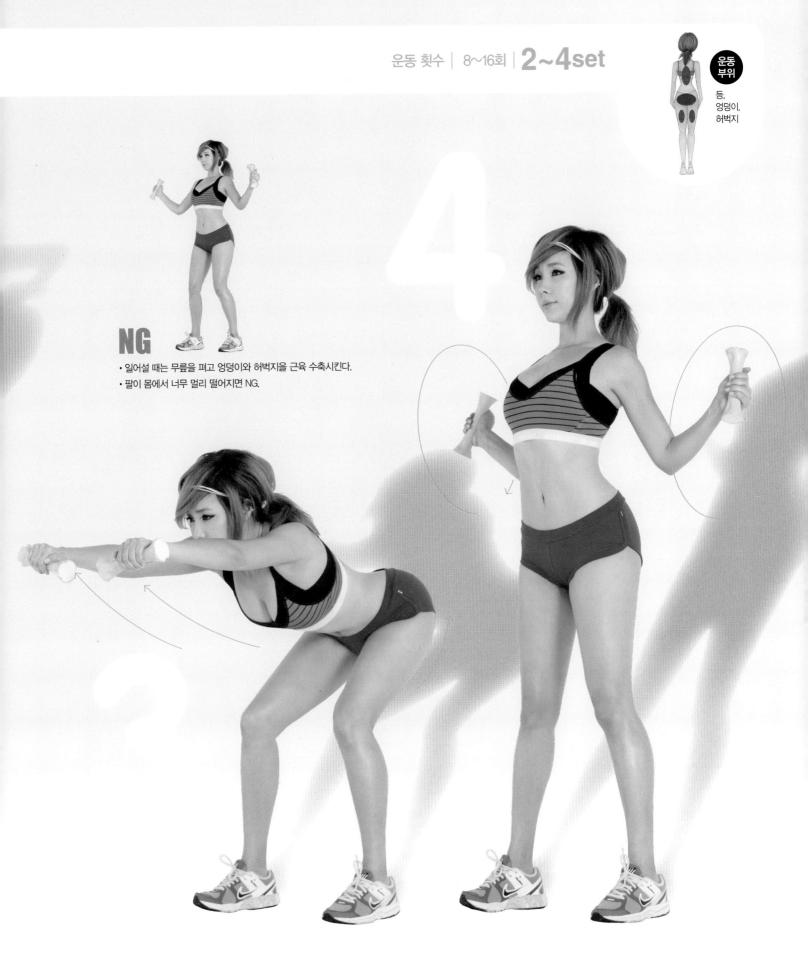

NG

· 일어설 때는 무릎을 펴고 엉덩이와 허벅지을 근육 수축시킨다.
· 팔이 몸에서 너무 멀리 떨어지면 NG.

3 들숨 두 팔을 앞으로 쭉 뻗어 ①의 동작으로 돌아간다.

4 날숨 몸을 세우면서 아래팔을 뒤로 젖혀 W 모양을 만든다.
※ ①~④를 연결하여 정한 횟수만큼 반복한다.

가슴 라인 운동 10

앞에 소개한 33개 뷰티 트레이닝 동작 가운데 가슴 라인을 만드는 데 특히
효과과 좋은 운동 동작들만 따로 뽑아 놓았다.

운동 요령 | 제시된 10개 동작을 정해진 운동량으로 21일간 매일 실시.

운동량 | 모든 동작을 능력에 따라 세트당 8~16회, 4세트 실시.
세트 사이에 45초간 휴식.

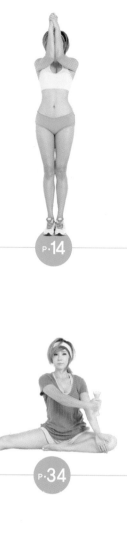

P·14

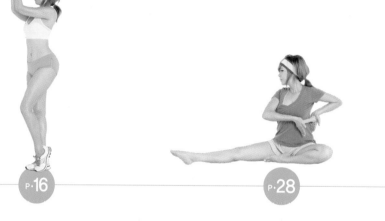

P·16

P·28

P·34

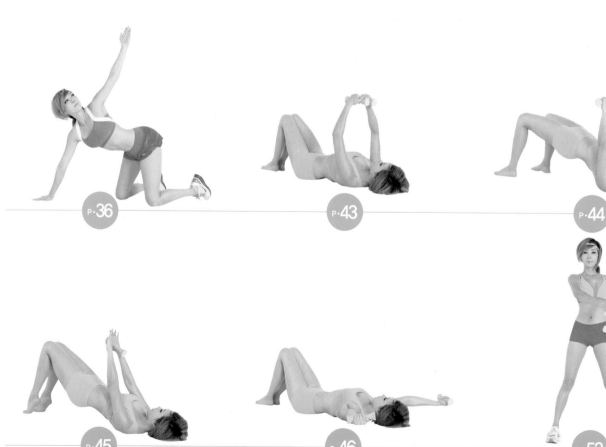

P·36

P·43

P·44

P·45

P·46

P·52

등 라인 운동 10

뷰티 트레이닝 33개 동작 가운데 등 라인을 예쁘게 만드는데 특히
효과가 좋은 운동 동작들만 선별했다.

운동 요령 | 제시된 10개 동작을 정해진 운동량으로 21일간 매일 실시.

운동량 | 모든 동작을 능력에 따라 세트당 8~16회, 4세트 실시.
세트 사이에 30초간 휴식.

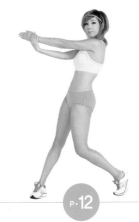

P.12

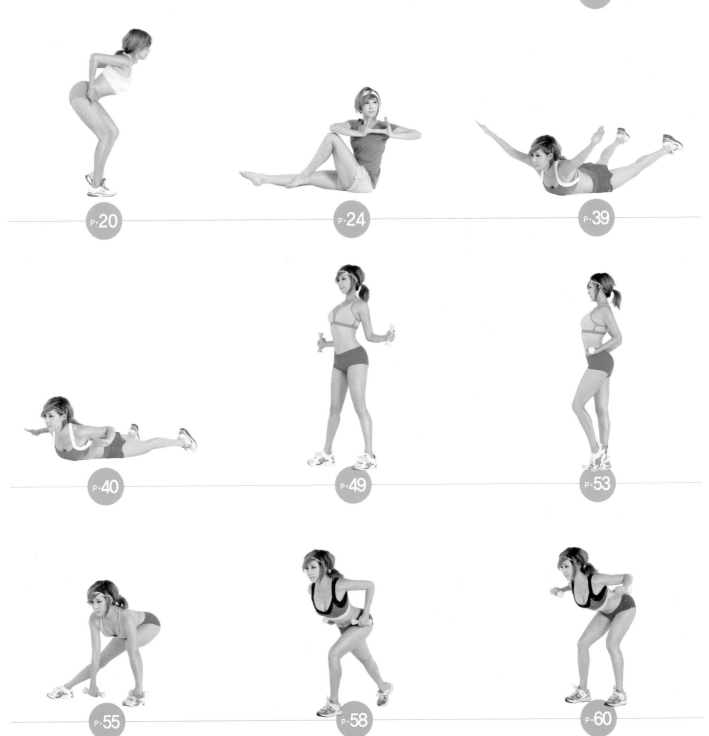

P.20

P.24

P.39

P.40

P.49

P.53

P.55

P.58

P.60

가슴&등라인 살려 주는 몸짱비법

정다연식 몸짱 다이어트의 메인 노하우는
바로 그녀만의 푸드 다이어리어와 요리나
식품에 대한 메모들을 그녀 스타일의
일러스트로 아기자기하게 꾸민 카드들이
몸짱다이어트의 또 하나의 비결. 자신만의
다이어트 노하우를 유지하기 위한
식품노트와 기록들을 잘 정리해둔다면
올바른 식습관은 물론 건강한 다이어트에 큰
도움이 될 것이다.

글·일러스트 : 정다연

정다연식 몸짱 다이어트를 위한
푸드 다이어리

❝ 저는 하루에 6~8번 식사를 하는 편인데 주로 머물고 있는
피트니스센터에서는 물론, 다이어트 상담, 공연 등 외출하는 일도 많기
때문에 매번 식사를 집에서 할 수 없습니다. 그때마다 제가 미리 준비한
도시락과 간식세트가 저의 건강을 책임지게 됩니다. 미리 스케줄이 있는
경우에는 도시락을 싸서 외출합니다. 간단한 반찬이지만 다양한 식품들을
이용하여 탄수화물, 단백질, 지방 등 주요 영양소의 어느 것 하나도 빠지지
않도록 합니다. 예를 들어 어떤 날은 잡곡밥과 연어구이, 김치볶음,
오이나물, 달걀말이, 또 다른 날은 콩밥과 달걀말이, 시금치나물, 당근볶음,
두부입니다. 식사 횟수가 많기 때문에 도시락의 양은 많지 않습니다.
외출시간이 길어질 때나 그 외에 배가 고플 때 조금씩 먹을 수 있는 삶은
달걀이나 야채 스틱, 과일 등을 작은 도시락에 준비합니다.
물론 도시락을 만들 시간이 없을 때도 많기 때문에 항상 도시락을 가지고
다니는 것은 아닙니다. 다만 그럴 때도 견과류, 마른 과일 등을 가방 속에
항상 준비해둡니다. 또 건조 숙성시킨 홍삼도 빠뜨릴 수 없습니다. 저는
자연식품이 몸에 좋고 영양효과도 높다고 믿고 있기 때문에 과도하게
가공된 화학적인 식품은 되도록 멀리하고 있습니다. 그래서 가공품인
에너지바나 다이어트바 등은 되도록 먹지 않고 제가 스스로 만든 신선한
재료의 간식을 즐기는 편입니다. ❞

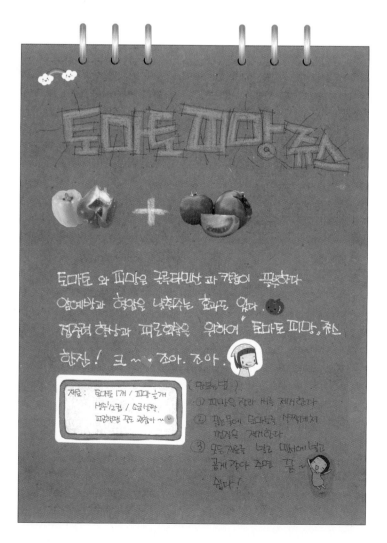

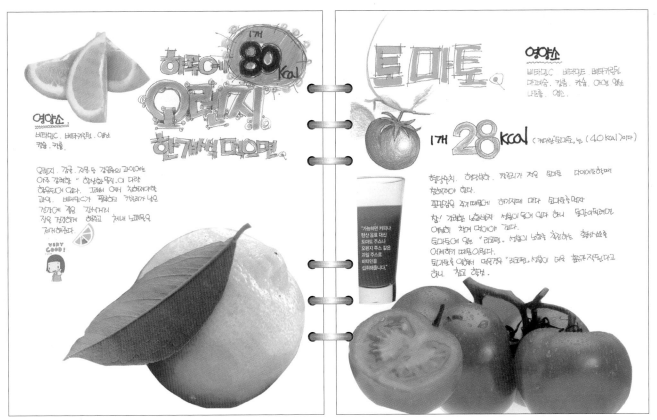

Dairy ❶ 80kcal의 오렌지를 하루에 한 개씩

오렌지는 비타민C와 베타카로틴, 엽산, 칼륨 등이 풍부하고 칼로리가 적어 건강에 좋은
그녀만의 간식거리. 장의 노폐물을 없애는 데 일등공신.

Dairy ❷ 포만감을 주기에 충분한 토마토

토마토는 28Kcal로 다이어트를 할 때 가장 친해져야 한다. 혈당수치를 낮춰주고 포만감을
주기 때문에 허기가 질 때마다 먹으면 좋다. 토마토의 '리코펜' 성분은 노화를 억제한다.

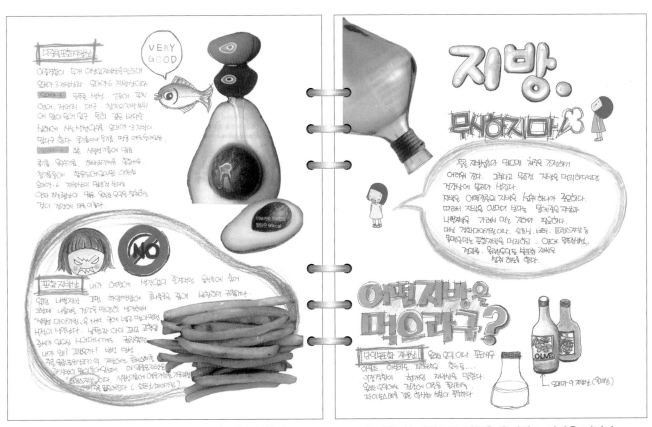

Dairy ❸ 불포화지방산 섭취로 콜레스테롤 수치를 낮춘다

포화지방산은 몸 속에 흡수가 되지 않고 혈관을 막히게 하거나 콜레스테롤 수치를 높여
비만은 물론 순환계에 치명적인 영향을 줄 수 있다.

Dairy ❹ 식물성 지방으로 체중을 유지하고 건강을 지킨다

지방섭취가 많으면 체중조절하기가 힘들다고는 하나 지방을 섭취하지 않으면 건강을 유지하기
어렵다. 몸에 좋은 식물성 기름으로 건강에 좋은 지방을 섭취하는 것도 비결.

❝ 영양뱰런스를 위주로 한 식사법은 살이 빠지면서 아름답고 젊어지는 비결입니다

식사는 일주일 기준으로 균형을 조절하면 괜찮아요. 과도한 공복은 다이어트의 적이라는 것은 이미 상식이지요. 그래서 배고픈 상태를
만들지 않도록 조금씩 먹기가 중요한 것인데 식사는 우리몸을 만들어 주는 영양공급원입니다. 뱰런스가 좋은 식생활은 생생한 피부와
머리카락을 만들어 주고 근육의 질을 좋게 하며 외양뿐만 아니라 대장을 활성화하고 신진대사를 도와주기 때문에 체내에서 살이 빠지는
몸을 만들기 위해서는 무엇보다 중요합니다. 또 공복을 피하고 조금씩 먹었다고 하더라도 영양뱰런스가 기울어져 뇌도 만족하지
않습니다. 그래서 배는 만족하고 있지만 더 먹고 싶다 라는 욕구가 생깁니다. 뱰런스를 중요시 하는 것은 뇌에도 몸에도 꼭 필요합니다.
그러나 조금씩 한번에 먹는 양이 적기 때문에 그 한번으로 영양 뱰런스를 조절하도록 합시다. 단백질, 지방, 탄수화물, 비타민 등의
영양소를 되도록 여러 가지 종류의 식품을 통해 섭취하면 스스로 균형을 이룹니다. 자연 식품에는 잘 알려져 있는 영양소뿐만 아니라
미묘하지만 다양한 효과를 주는 파워가 숨어 있습니다. 그래서 야채, 생선, 고기 등 한 종류만 먹지 말고 매번 다른 식품을 골고루
선택하세요. 이 식사법은 살이 빠지면서 아름답고 젊어지는 비결입니다. ❞

컬러	●	○	◐	●	○
함유 성분	리코펜, 베타카로틴, 안토시아닌, 폴리페놀	비타민C, 베타카로틴, 카노어노이드, 바이오폴라보	루테인, 인돌, 칼륨, 비타민	안토시아닌, 페놀, 플라보노미드	안라신, 안토크산틴, 설레늄
생리학적 기능	심혈관기능 강화, 암예방, 기억력 증진	암과 노화예방, 면역력을 키움, 시력보호, 심혈관 강화	암예방, 혈중콜레스테롤을 낮춤, 시력보호, 치아 골격 형성	암예방, 혈전억제, 기억력, 시력, 신장에 좋음	면역력증가, 고혈압, 동맥경화, 골다공증 예방, 암예방
과일	사과, 딸기, 수박, 석류, 라스베리체리, 앵두	파인애플, 망고, 오렌지, 파파야, 감, 귤	키위, 아보카도, 청사과, 청포도, 라임	포도, 블루베리, 자두, 무화과, 머루	바나나, 배, 포도
야채	토마토, 적고추, 래디시, 비트, 파프리카	호박, 당근, 옥수수, 단호박	완두콩, 피망, 브로콜리, 케일, 시금치, 아스파라키스, 오이, 쑥갓, 부추, 녹차	가지, 적양배추, 적로즈, 적양파	버섯, 컬러플라워, 마늘, 양파, 감자, 마, 무, 더덕

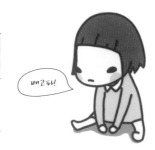

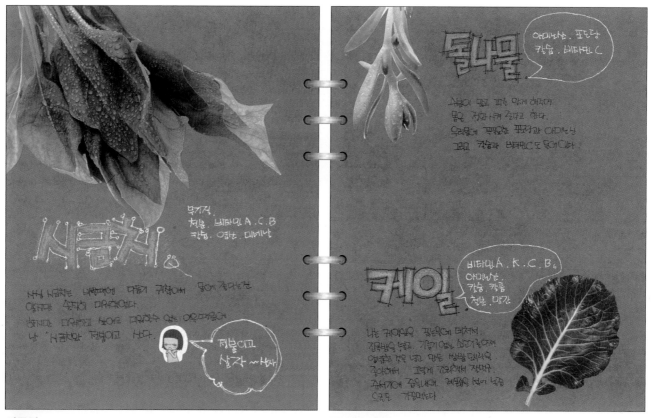

시금치

시금치는 무기질, 철분, 비타민 A,B,C는 물론 칼슘, 엽산, 미네랄 등이 풍부하여 건강유지에
필수조건으로 자주 담백하게 해서 먹는 것이 중요하다.

돌나물·케일

돌나물은 수분이 많고 피를 맑게 해줘 몸을 깨끗하게 해준다. 비타민의 보고인 케일은
쌈밥이나 레몬즙을 넣은 주스로 자주 즐긴다.

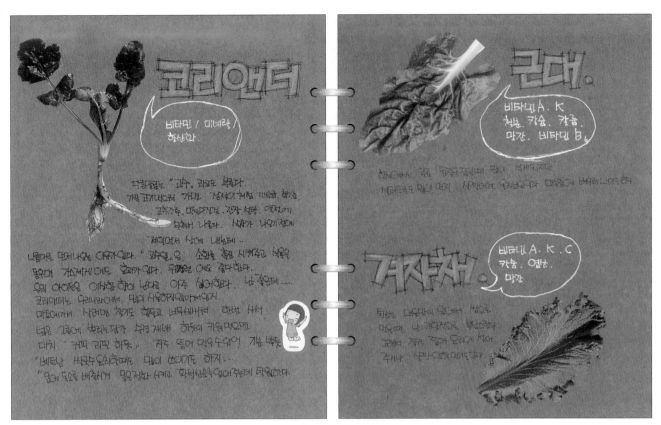

코리앤더

비타민과 미네랄이 풍부한 코리엔더는 일명 '고수'라고도 한다. 몸에 독소를 배출시키고 몸을 깨끗하게 해주어 활성산소를 없애는 데 탁월한 효과가 있다.

근대 · 겨자채

비타민, 칼슘, 칼륨, 망간이 풍부해 샐러드로 먹거나 살짝 데쳐서 올리브오일과 마늘즙에 버무려 즐긴다. 특히 겨자채는 쌉쌀한 맛이 매력 있어 쌈으로 자주 즐기도록 한다.

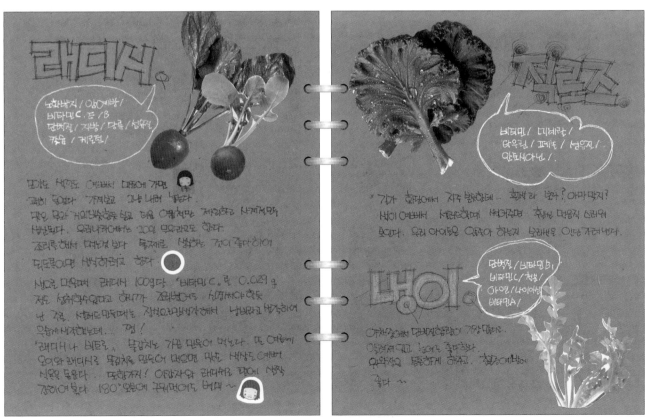

래디시

노화를 방지하고 암 예방에 탁월한 효능을 가지고 있는 래디시는 맛은 무와 비슷하지만 샐러드 등으로 생으로 먹거나 올리브 오일을 뿌려 오븐에서 살짝 구워 먹어도 별미.

적로즈 · 냉이

비타민과 미네랄이 풍부한 적로즈는 색깔이 예뻐서 샐러드로 즐기기에 매력적이며, 냉이는 야채 중에서 단백질 함량이 풍부해 위와 장을 튼튼하게 해준다.

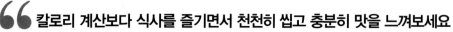

칼로리 계산보다 식사를 즐기면서 천천히 씹고 충분히 맛을 느껴보세요

조금씩 먹고 배고픈 상태를 만들지 않고 영양 밸런스를 위해서는 단일식품만이 아니라 다양한 식품을 먹는 것이 좋다는 제 방식의 다이어트는 '먹지 않는 것이 아니라 어떻게 먹을 것인가?'가 아주 중요합니다. 이런 식사법을 지속하면 영양이 가득하고 만족감을 느낄 수 있기 때문에 본능이 알려준 포만감 신호에도 민감하게 반응을 할 수 있습니다. 이것만으로도 과식을 예방할 수 있지만 또 하나 중요한 것이 있습니다. 그것은 '천천히 잘 씹어서 먹는다' 입니다. 이것은 평소에 하는 것이 중요하지만 특히, 외식을 할게 될 때 큰 효과를 보여줍니다. 평생 살찌지 않는 자신을 얻기 위해서는 다이어트를 지속해야 합니다. 그러기 위해서는 무리하거나 스트레스를 받으면 안됩니다. 라이프스타일의 일부분이 될 수 있도록 즐겨야 합니다. 그래서 가끔은 가족이나 친구와 함께 외식을 하고 식사량에 신경을 쓰지 않고 맘껏 즐기는 것도 필요합니다. 재미있게 식사를 하면서 머릿속에서 식사량을 생각하는 것은 힘들겠죠. 게다가 칼로리 계산을 하게 되면 스트레스를 많이 받겠지요. 그래서 만족감을 느끼면서 즐겁게 식사를 하고 과식은 하지 않는 것이 좋습니다. 그것은 천천히 잘 씹어서 먹는 것! 우리가 포만감을 느끼는 것은 렙틴이라고 하는 호르몬과 관련되어 있습니다. 이 호르몬은 식사를 시작하고 20분 정도 지나야 분비된다고 합니다. 빨리 먹는 사람이 더 많이 먹게 되는 것은 포만감을 느끼기도 전에 더 먹어 버리기 때문입니다. 앞으로는 식사를 할 때 대화를 하면서 천천히 그리고 잘 씹어서 즐겁게 하며 과식하지 않도록 주의하세요.

부위	용도	특징	분류
목심	스테이크, 구이, 불고기	목심에는 여러 개의 다양한 근육이 모여 있으며 안쪽에 두꺼운 힘줄이 여러 갈래로 갈라져 표면에 나타난다. 약간 질기지만 지방이 적당히 박혀있어 풍미가 좋은 편.	목심살, 제비추리살, 멍에살
앞다리	육회, 스튜, 탕, 장조림, 불고기	안쪽에 어깨뼈를 떼어낸 넓은 피막이 나타나며 안심과 유사한 쐐기형의 살뭉치가 달려있다. 고기의 결이 곱고 힘줄이나 막이 많이 있어 부분적으로 약간 질긴 곳도 있으나 불고기용으로 손색이 없음	구리살, 갈비덧살, 부채뼈덧살, 앞다리살
갈비	불갈비, 찜, 탕, 구이	옆구리 늑골을 감싸고 있는 부위 늑골은 13대이며 육질은 근육조직과 지방조직이 3중으로 형성되어 있으며 특이한 맛이 있음	갈비, 상마구리, 하마구리, 고리마구리, 안창살
양지	국거리, 스튜, 분쇄육	앞가슴으로부터 복부 아래 부분까지 지방과 근막이 많이 형성되어 있으며 차돌배기가 포함.	차돌양지살, 차돌배기, 업진살, 양지머리, 치맛살
등심	고급스테이크, 로스구이	고기의 조직이 부드럽고 연하며 겉면에 지방과 얇은 근막 형성	안심살, 안심머리살, 토사살
설도	산적, 장조림, 육포	설깃도가니살, 보섭살로 구성되어 있음. 고기질은 우둔과 유사하며 보섭살은 채끝과 흡사하다.	설깃살, 도가니살, 중치살, 삼각살, 보섭살
채끝	스테이크, 로스구이	단일근육으로 등심과 비슷한 모양에 스커트 모양의 치맛살이 포함됨. 고기의 결이 곱고 비육이 잘된 소의 채끝은 고기속에 대리석상 지방이 박힌 것도 있음.	채끝살, 치맛살
우둔	산적, 장조림, 육포, 불고기	둥근모양의 살덩이로 고기결이 약간 굵은 편으로 근육막이 적은 편임. 로스구이, 주물럭 등심으로 이용가능.	방심살, 홍두깨살
사태	육회, 탕, 스튜, 찜	앞, 뒷다리 상박부위로 근막이 발달되어 있음. 고기의 결이 고우며 풍미가 좋음. 사태부위에서 가장 큰 근육을 아롱사태라 하고 육회용으로 최적.	사태살, 뭉치사태살, 아롱사태살

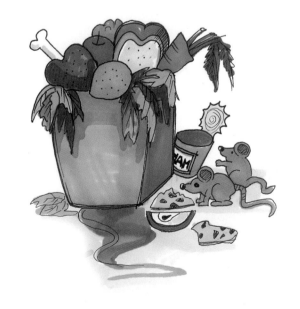

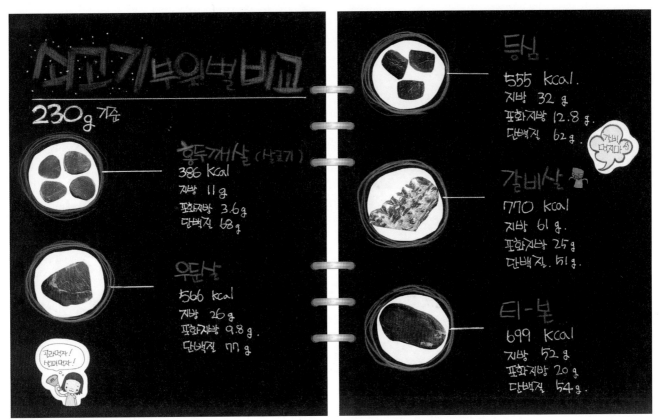

홍두깨살 · 우둔살

홍두깨살 386Kcal, 지방 11g, 포화지방 3.6g, 단백질 68g, *우둔살* 566Kcal, 지방 26g, 포화지방 9.8g, 단백질 77g 비교적 연한 맛을 내는 살코기 부위.

등심 · 갈비살 · 티본 스테이크

등심 555Kcal, 지방 32g, 포화지방 12.8g, 단백질 62g, *갈비살* 770Kcal, 지방 61g, 포화지방 25g, 단백질 51g, *티본스테이크* 699Kcal, 지방 52g, 포화지방 20g, 단백질 54g으로 풍미가 탁월한 쇠고기부위.

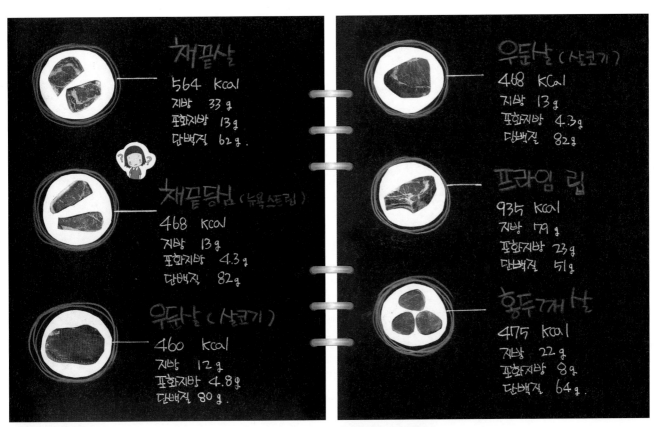

채끝살 · 채끝등심

채끝살 564Kcal, 지방 33g, 포화지방 13g, 단백질 62g, *채끝등심* 468Kcal, 지방 13g, 포화지방 4.3g, 단백질 82g으로 고기의 결이 곱고 쇠고기 감칠맛이 우수한 편.

홍두깨살 · 프라임 립

홍두깨살 475Kcal, 지방 22g, 포화지방 8g, 단백질 64g, *프라임립* 935Kcal, 지방 79g, 포화지방 23g, 단백질 51g으로 비교적 고칼로리 부위로 특히 프라임 립은 맛에 있어서는 최상급.

실패율 제로를 향한 다이어트

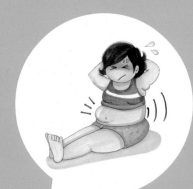

Diary

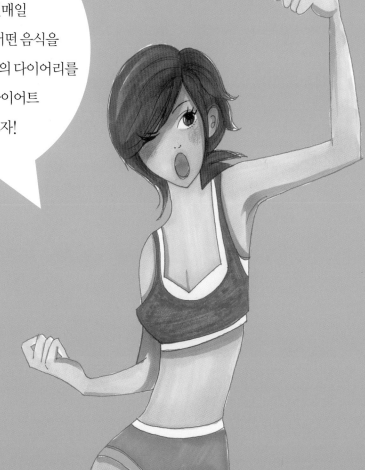

일단 다이어트를 시작하기로
마음먹었다면 매일매일
얼마나 운동을 했는지, 어떤 음식을
먹었는지 기록해 보자. 아래의 다이어리를
참고해서 3주 동안 다이어트
일기를 직접 써보자!

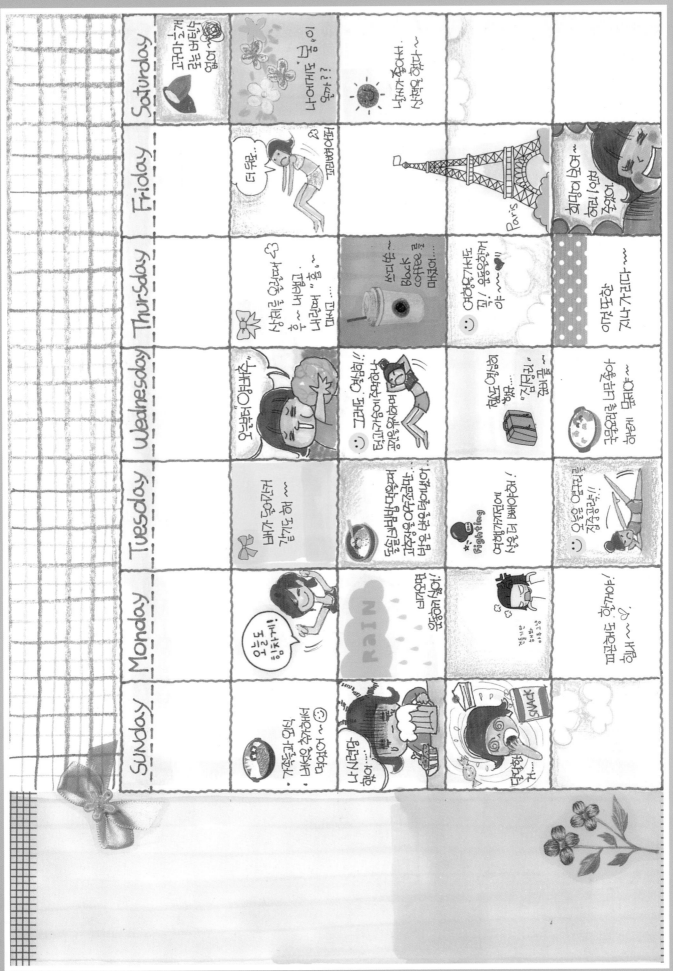

MON	TUE	WED	THU
1 charming work-out! **D-21**	**2**	**3**	**4** 건강하고 예쁘게 살 빼려면 과일과 채소를 듬뿍!
8 **D-14** 트랜스지방 NO!	**9** 도전 또 도전! 화이팅!	**10**	**11** 이젠 운동이 재미있어
15 **D-7** 좀 더 힘을 내! 으차!	**16** 잘하고 있어. 넌 참 대단해.	**17** 먹고 싶지만 꾹 참아야 해	**18**
22	**23**	**24**	**25**
29	**30**	**31**	

FRI	SAT	SUN	memo
5 D-17	**6** 내 몸이 점점 가벼워지고 있어	**7** 노폐물을 쏙~ 몸과 마음이 가뿐!	_____ _____
12 점점 아름다워지는 보디라인~	**13** D-9	**14**	_____ _____
19 D-3	**20** D-2	**21** **D-day** 드디어 목표 달성!	_____
26	**27**	**28**	

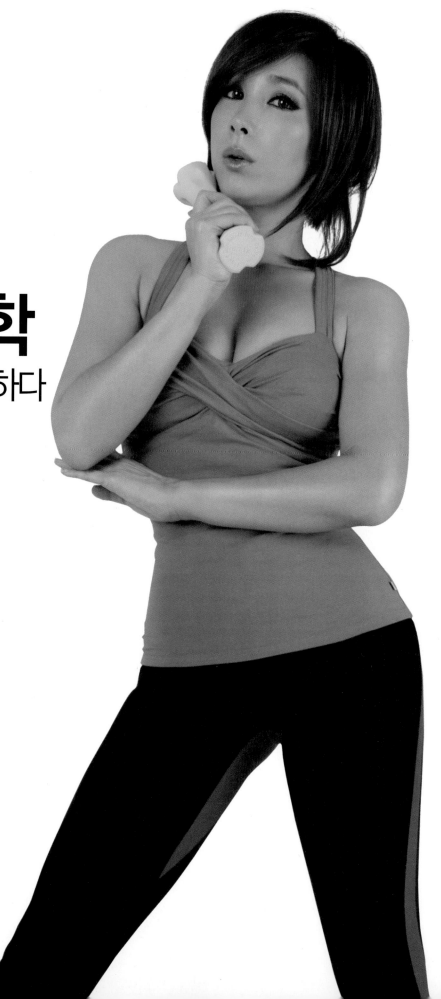

속설 VS 과학
속설이 묻고 과학이 답하다

비반이 거나란 사회적 문제가 되면서
세계적으로 엄청난 비용을 들여 이
분야에 대한 과학적 연구가 이루어지고
있으며, 그 성과가 운동과 식이요법에
적용되고 있다. 다이어트에 관한 한
과학은 지식의 문제가 아니라 효율성에
관한 문제이다. 알고 하면 절반의
노력으로 2배의 효과를 거둘 수 있다.
알고 하자!!

Q 딸기우유를 마시면 가슴이 커진다?

A 이런 소문이 난 이유는 아마도 딸기에 포함된 에스트로겐과 우유의 영양분을 함께 섭취하면 가슴이 커지지 않을까 하는 상상력에서 나온 것 같다. 하지만 딸기우유에 포함된 에스트로겐의 양은 너무나 적다. 에스트로겐이 가슴 발육을 촉진시킨다면 딸기나 석류를 먹는 것이 더 효과가 있을 것이다. 성장기에 에스트로겐이 많이 함유된 음식을 먹으면 가슴의 발육을 촉진시킨다는 얘기는 어느 정도 근거가 있다고 본다.

Q 가슴미용기를 사용하면 가슴이 커진다?

A 가슴미용기는 혈류를 자극해서 혈액순환을 좋게 하고 여성 호르몬의 분비를 촉진시킬 수 있다. 하지만 이런 방법으로 가슴이 커지는 것은 아니다.

Q 살이 찌면 가슴도 커진다?

A 가슴은 거의 지방으로 채워져 있다. 따라서 살이 찌면 가슴도 커진다는 것은 맞는 말이다. 다이어트를 하더라도 적당한 지방을 유지하는 것이 좋다. 마르기만 한 몸매를 추구한다면 당연히 가슴은 작아지고 여성스러운 라인은 포기해야 한다. 적당한 지방과 근육으로 여성스러운 라인을 살려주는 다이어트를 권장한다.

Q 마사지는 가슴 발육을 촉진시킨다?

A 마사지는 혈액순환이 좋아져서 유선 발달을 촉진시킨다. 가슴의 전체적인 크기가 커지는 것이라기보다는 가슴조직의 탄력이 좋아져서 볼륨감있는 모양이 될 수 있다.

Q 가슴운동은 가슴을 크게 만든다?

A 남자의 경우는 가슴에 근육이 많기 때문에 운동으로 크게 만들 수 있지만 여성의 가슴은 대부분 지방으로 구성되어 있어서 운동으로 크기를 조절할 수 없다. 그러나 가슴운동으로 가슴 주위의 근육을 발달시켜서 가슴을 업시키고 탄력이 생기게 하며 모양을 예쁘게 만들어 줄 수 있다.

Q 가슴의 모양과 크기는 유전이다?

A 유전적인 영향을 배제할 수 없지만 더욱 중요한 것은 성장기 영양공급이나 자세, 운동 등으로 후천적으로 가슴을 아름답게 만들 수 있다. 엄마의 가슴이 작아서 나도 작겠지라며 포기할 필요는 없다.

Q 작은 브래지어를 착용하면 가슴이 작아진다?

A 가슴은 지방조직이다. 브래지어가 압박을 한다고 해도 크기가 작아지지는 않는다. 단, 작은 브래지어를 착용했을 때 가슴주변 근육의 모양을 망가뜨릴 수는 있다.

Q 모유수유를 하면 가슴이 처진다?

A 아이를 낳으면 당연히 가슴이 커진다. 가슴이 커져 있을 때는 탄력이 줄고 무게 때문에 아래로 처지게 된다. 가슴이 작았던 사람일수록 이런 현상은 더욱 심하다. 이는 임신기간 중에 나타나는 호르몬의 변화 때문이지 모유수유를 했기 때문은 아니다. 보통 아이의 젖을 떼고 6개월가량 지나면 원상태로 돌아온다.

Q 가슴크림은 효과가 있다?

A 가슴크기는 지방의 양이 좌우한다. 따라서 가슴 크림이 지방으로 되어 있고 그것을 발라 크림이 가슴 속으로 흡수된다면 가슴이 커질 수 있을 것이다. 하지만 그런 일은 불가능하다. 따라서 가슴크림을 바른다고 해서 가슴이 커진다는 말은 근거가 없다.

Q 수영을 하면 등이 넓어진다?

A 수영을 할 때는 등근육이 많이 사용된다. 등 근육은 당기는 동작을 할 때 발달한다. 노를 젓는다거나 무엇인가를 잡아당기는 동작이 대표적인 등근육을 발달시키는 동작이다. 따라서 수영을 오래하면 등이 넓어질 수밖에 없다. 이것은 올림픽에 출전한 수영선수들의 몸매를 봐도 알 수 있다.

Q 웨이트 트레이닝을 하면 등이 넓어진다?

A 운동은 하는 방법에 따라 몸매가 변화된다. 예를 들어서 헬스클럽에 있는 렛풀다운(앉아서 팔을 위로 올려 바를 잡고 바를 아래로 당기는 운동)같은 운동을 할 때 바를 넓게 잡고 무거운 무게로 한다면 등이 넓어질 수 있다. 대부분 웨이트 트레이닝의 동작은 바디빌더를 위한 것이기 때문에 여성의 미를 고려하지 않는다. 따라서 여성을 위한 웨이트 트레이닝은 남성들의 웨이트 트레이닝 방법과 달라야 한다.

모유수유를 하면 가슴이 처진다?

가슴이 커져 있을 때는 탄력이 줄고 무게 때문에 아래로 처지게 된다. 아이를 낳으면 당연히 가슴이 커진다. 가슴이 작았던 사람일수록 이런 현상은 더욱 심하다. 이는 임신기간 중에 나타나는 호르몬의 변화 때문이지 모유수유를 했기 때문은 아니다. 보통 아이의 젖을 떼고 6개월가량 지나면 원상태로 돌아온다.

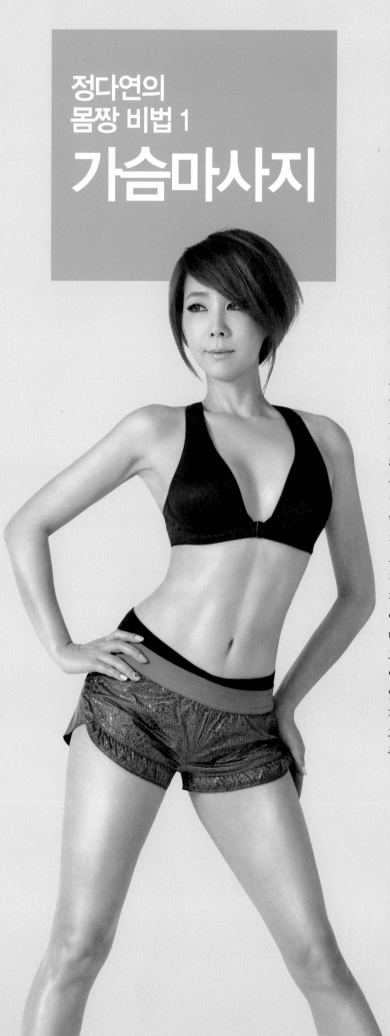

가슴마사지

크기보다 모양으로 승부! 동그랗고 탱탱한 가슴으로 만드는 비법

"다이어트를 지속하고 순조롭게 체중이 줄어들면 거의 지방으로 만들어진 가슴도 자연스럽게 작아집니다. 그러나 가슴의 웨이트트레이닝을 하면 바스트 업이 가능합니다. 그러기 위해서는 대흉근을 단련시킬 필요가 있습니다. 대흉근의 상부 즉 쇄골과 가슴 사이의 근육을 단련시킬 수 있다면 가슴의 살이 중앙으로 몰려 올라오게 되고 쉽게 처지지 않습니다. 게다가 가슴의 웨이트 트레이닝은 어깨 모양을 곧게 만들고 바른 자세를 유지하기 때문에 가슴은 보다 존재감을 가지게 됩니다. 그러나 다른 웨이트 트레이닝을 하지 않고 가슴의 근육만 단련시키는 것은 좋은 방법이 아닙니다. 왜냐하면 아름다운 몸매는 상대적인 밸런스가 중요하기 때문입니다. 그래서 몸 전체의 모든 근육이 사용될 수 있도록 운동을 해줬으면 합니다. 그렇게 되면 전체적인 체적이 줄어들고 가슴크기는 유지되기 때문에 상대적으로 가슴은 크게 보입니다. 그리고 웨이트트레이닝을 할 때는 기르고 싶은 근육을 반드시 의식하면서 하는 것을 잊지 마세요. 신기하게도 근육을 의식하느냐 안하느냐에 따라 달라집니다. 눈으로 근육을 확인하면서 수행하는 것이 좋아요. 그래서 트레이닝할 때는 몸매가 잘 드러나는 옷을 입으세요. 가슴마사지는 유선을 자극하고 혈액순환을 좋게 만들고 탱탱한 가슴을 만듭니다. 매일 샤워한 후나 자기 전에 습관처럼 해주는 것이 효과적입니다."

원하는 바디라인을 명확히 인식하는 것만으로도 다이어트 성공률은 달라진다

"다이어트의 목표는 단순히 살을 빼기위한 것이라기보다는 미래의 아름다움을 목표로 하고 있는 경우가 많지요. 그것을 위해서는 '어떻게 되고 싶은가'를 명확하게 의식하는 것이 가장 중요합니다. 그러나 일단 다이어트를 시작하면 5kg 더 빼고 싶다거나 허리를 10cm 더 가늘게 만들고 싶다는 식으로 수치를 목표로 하는 경향이 있습니다. 그렇게 되면 목표로 하는 몸에 가까워질 수 없습니다. 왜냐하면 같은 수치라도 신장이나 골격밸런스 등에 따라 외모는 전혀 달라지기 때문입니다. 우선 자신이 이상적으로 생각하는 바디를 명확히 하는 것이 좋습니다. '거울 안에 있는 자신을 다이어트의 기준으로'라고 앞서 말했지만 그 거울 안의 자신을 어떻게 변화시키고 싶은가를 명확하게 해야 다이어트가 잘 진행됩니다. 예를 들면 제가 다이어트를 시작했을 무렵 다니던 피트니스센터에서 강사로 일하고 있던 여성을 목표로 삼았습니다. 올라간 엉덩이와 멋진 가슴, 여성스럽고 매력적인 라인이 잘 살아있고 부드럽게 쉐이프 업된 바디라인 모두 다 저에게는 이상적이었습니다. 그래서 피트니스 센터에 다니는 동안 매일매일 그녀를 보고 의식함으로써 분발하게 되었습니다. 물론 시각적인 목표로 삼은 인물은 실제로 만날 수 없는 사람이라도 상관없습니다. 항상 보고 의식할 수 있으면 됩니다. 이상적인 바디라인을 가진 모델이나 연예인 등의 사진을 수첩에 가지고 다니는 것도 추천합니다. 아! 부엌 냉장고 문에 사진을 붙이는 것도 효과적입니다. 그 뿐만 아니라 그 당시 살찐 제 사진을 붙여 놓고 비교하면서 폭식을 예방하기도 했습니다. 이것은 정말 효과적이에요!"

여성의 가슴은 크기보다는 볼륨감있고 탄력있어 보이는 가슴 라인이 더 관건

"다이어트란 여분의 체지방을 줄이는 것. 그렇다고 해서 모든 지방이 나쁘다는 것이 아닙니다. 저는 여성의 몸은 적당한 곡선과 부드러움이 있고 강약이 있는 바디가 가장 아름답다고 생각합니다. 아무리 날씬해도 뼈가 보일 것 같이 앙상한 바디는 예뻐지도 않고 매력적이지도 않습니다. 가슴, 허리, 엉덩이를 연결하는 S라인이 부드럽고 볼륨있게 강약 있는 곡선 라인이 중요한 거죠. 그냥 살만 뺀다고 해서 되는 것이 아닙니다. 특히 여성의 가슴은 거의 지방이므로 대량의 체지방을 줄이는 다이어트를 할 경우 어쩔 수 없이 가슴의 볼륨이 줄어듭니다. '큰 가슴=아름답다'라고 생각하지는 않지만 역시 여성 특유의 예쁜 라인은 잘 남기고 싶죠. 따라서 저는 다이어트나 운동을 지속하고 있는 지금도 적당한 체지방을 가지도록 노력하고 있습니다. 물론 그냥 지방을 남기는 것이 아니라 부분별로 운동함으로써 강약이 있게 만드는 노력이 필요합니다. 예를 들어 가슴은 운동을 하지 않고 식사 제한만의 방법으로 지방을 줄이게 되면 어쩔 수 없이 윗부분에 붙어 지방이 줄어들고 '빈약한 데코르테 라인에 처진 가슴'이 되기 쉽습니다. 그러나 가슴에 중점을 둔 운동을 병행하면 근육으로 처진 가슴을 업 시키고 멋진 모양의 가슴 만들기가 가능하게 됩니다. 원하는 몸매는 적당한 지방, 그리고 그 지방을 안쪽에서 올라가게 만들고 바디메이커를 할 수 있는 근육이 있어야 이루어집니다."

여성호르몬 에스트로겐을 활성화시키는 식품섭취로 아름다운 가슴라인 만들기

"목에서부터 가슴으로 걸친 부드러운 라인, 그리고 탄탄하게 올라가는 가슴, 데코르테는 여성으로서의 최대 어필 포인트! 특히 가슴은 크기보다는 모양과 그 촉감이 더 중요하다고 생각합니다. 그래서 탱탱하고 매끄러운 젊은 피부를 유지하는 것이 중요합니다. 가슴라인 만들기는 운동이 효과적이지만 촉감을 좌우하는 피부는 매일 먹는 식사가 크게 영향을 줍니다. 그래서 저는 젊은 피부 만들기에 꼭 필요한 여성호르몬 에스트로겐을 활성화시키는 식품을 일상적으로 섭취하려고 노력하고 있습니다. 에스트로겐은 젊은 피부나 머리카락 그리고 여성스러운 바디라인 즉 '여성미'에 꼭 필요한 호르몬입니다. 그뿐 아니라 대사를 높이거나 뼈를 강하게 만들거나 기분을 밝게 해주는 작용까지 있다고 합니다. 에스트로겐을 활성화할 수 있으면 매력적인 데코르테에 효과적일뿐만 아니라 윤기나는 머리카락, 긍정적인 마음까지 다 가질 수 있다는 것이지요. 물론 에스트로겐의 밸런스가 잘되면 생리통이나 생리불순 그리고 갱년기 장애 개선에도 효과적입니다. 여성호르몬 에스트로겐 활성화를 도와주는 식품으로는 비타민과 미네랄을 균형있게 섭취해야 합니다. 도움이 되는 식품으로 제가 자주 먹는 것은 사과, 체리, 석류, 감자. 당근. 마늘, 콩, 보리, 메밀국수 등입니다. 부디 적극적으로 섭취하시기 바랍니다."

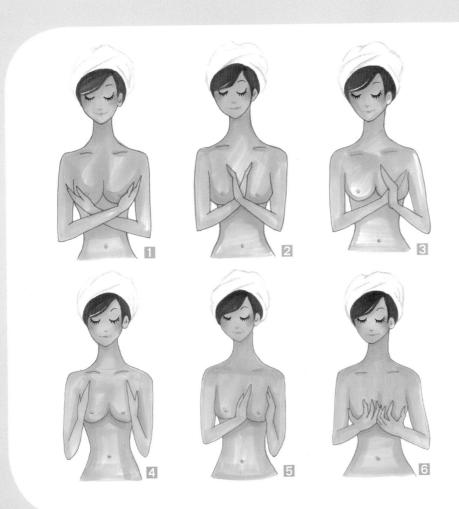

1️⃣ 2️⃣ 3️⃣
4️⃣ 5️⃣ 6️⃣

tip

하루 2~3번으로 예쁘고 탄력있게 만드는
가슴마사지법

1_손바닥을 반대쪽 가슴 위에 올리고 가슴골 위의 가운데에서부터 어깨 바깥쪽으로 나선 모양을 그리듯 문질러 줍니다.(5회 반복)

2_손가락을 벌려서 양손을 가슴골 가운데에서부터 크로스로 지긋하게 눌러가며 문지르듯 쓸어냅니다.(5회 반복)

3_두 손을 포개서 가슴의 바깥쪽에서 안쪽 위로 쓸어 올리듯이 큰 원을 그리며 마사지합니다.(양쪽 각각 5회씩)

4_손바닥을 가슴 위에 각각 올려놓고 아래에서 위로 쓸어 올리듯 위로 마사지합니다.(10회반복)

5_양손바닥으로 한 쪽 가슴을 모으듯이 잡고 앞으로 쥐어짜듯 부드럽게 천천히 잡아당기듯 앞 방향으로 마사지 해줍니다.(양쪽 각각 5회반복)

6_손가락의 엄지와 검지를 사용해서 가슴 주변을 꼬집듯이 유두방향으로 반복적으로 튕겨서 자극을 줍니다.

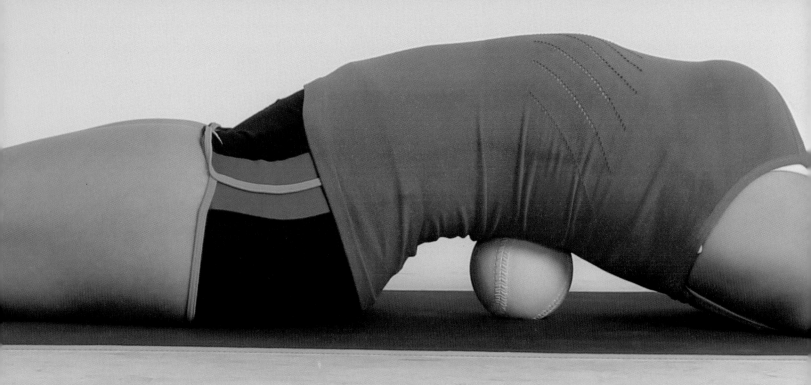

정다연의
몸짱 마사지 비법 2
공마사지

소셜네트워크의 발달로 남녀노소 누구나 할 것 없이 컴퓨터, 핸드폰, 아이패드 등을 부동 자세로 목과 등을 엉거주춤하게 구부린 채 하루 중 많은 시간을 보낸 경우가 허다하다. 그러다보니 특히 목이나 등의 통증을 호소하는 이들이 많아진 것도 사실. 문제는 움직임이 없는 불안정한 자세로 오래 구부정하게 있음으로 해서 목과 등 근육이 심하게 수축되고 긴장된다는 것이다. 불편해진 근육을 편안한 자세로 다시 풀어주는 스트레칭이나 적절한 휴식을 갖지 않기 때문에 급기야 나이불문 만성통증을 앓게 되는 경우가 허다하다. 잔뜩 웅크려 긴장되었던 근육을 잠깐씩 하는 가벼운 스트레칭이나 목과 등 부분을 소프트볼을 이용해 마사지로 풀어주는 방법도 있다. 특별한 준비물 없이 혼자서 간단하게 할 수 있고 꾸준히 한다면 통증해소는 물론 아름다운 등 라인을 갖는 데도 도움이 된다.

시범 : NANI (JETA CHIEF INSTRUCTOR)

Step 1

양팔을 어깨와 같은 라인에서 옆으로 벌리고 한 팔씩 반대로 몸을 교차하여 보내는
방식으로 체중을 좀 더 실어 등의 근육과 인대의 자극 범위를 넓혀준다.

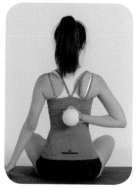

공의위치

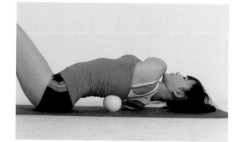

팔을 오른쪽 방향으로 최대한 뻗어 준다. 공의 위치 사진 부위의 근육과 인대가 자극을 받도록 체중을 이용해서 지긋이 압박한다.

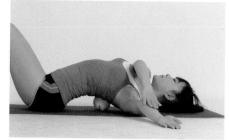

반대방향도 같은 방법으로 동작한다.

Step 2

양손을 깍지 끼운 상태에서 팔을 완전히 뻗고 천천히 회전시킨다.
체중을 이용해 근육과 인대가 충분히 자극을 받도록 한다.

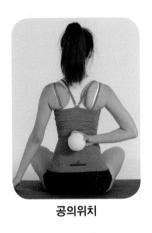

공의위치

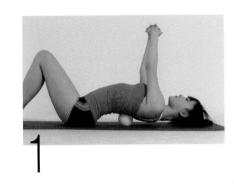

1

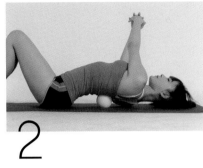

2

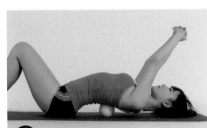

3

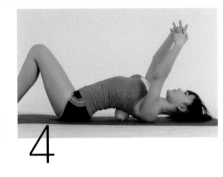

4

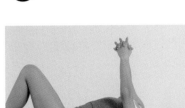

5

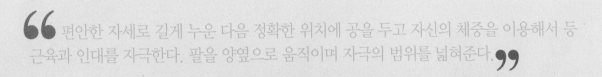

" 편안한 자세로 길게 누운 다음 정확한 위치에 공을 두고 자신의 체중을 이용해서 등
근육과 인대를 자극한다. 팔을 양옆으로 움직이며 자극의 범위를 넓혀준다. "

tip 이런 점에 주의하세요

1_통증이 느껴지는 부위가 바로 문제가 있는 곳이다. 통증이 느껴지는 부위를 집중공략 하라.
2_처음에는 며칠간 통증이 남을 수 있다. 시간이 지나면 사라지니 너무 걱정하지 말자.
3_날카롭고 참기 힘든 통증이 오면 마사지를 중단하고 몸의 휴식을 취하도록 한다.
4_딱딱한 소프트 볼, 또는 야구공을 사용한다.
5_침대나 소파등 푹신한 바닥에서는 효과가 없다. 딱딱한 바닥에 매트를 깔고 하자.
6_마사지가 끝나면 1분가량 누워서 쉰 후 천천히 일어나도록 한다.

목표 중심 3주 점프업 플랜

힘들어도 점프 업! 목표를 이루기
위해서는 반드시 한번은
진땀을 흘려야 한다. 길지 않은 시간이니
용기를 내어 도전해 보자!

	월	화	수	목	금	토	일
1주차	A	B	C	D	E	F	휴식
세트	3~4 세트						
2주차	A+B	C+D	E+F	A+E	B+D	A+C	휴식
세트	2~3 세트						
3주차	E+A+B	E+C+D	E+F+A	E+B+C	E+D+F	E+B+D	휴식
세트	2~3 세트						

1주차 | 기초체력 기르기와 동작 익히기
운동량: 매일 1개 서킷을 선택해 서킷 내의 모든 동작을
8~16, 3~4세트 실시. 세트 사이에 휴식없이 동작을 한다.

2주차 | 땀 없이는 결과도 없다. 힘들어도 고! 고!
*2개의 프로그램을 둘로 묶어 실시
운동량: 각 동작 당 자신의 능력에 따라 8~16회 2~3세트 실시.
동작 사이에 쉬지 말 것.

3주차 | 마지막 깔딱고개! 그래 봤자 1주일이다!
*3개의 프로그램을 둘로 묶어 실시
운동량: 각 동작 당 8~16회 2~3세트 자신의 능력에 따라 실시.
동작 사이에 쉬지 말 것.

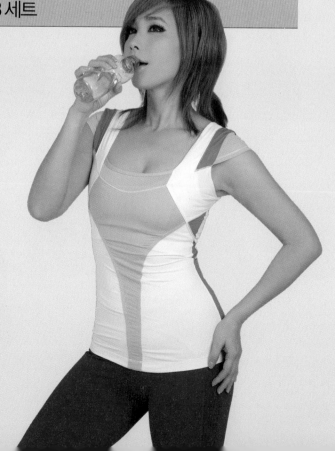